疲労が消えて、生産性もアップ！

魔法の眼《がん》トレで全身が若返る！

平松　類

健康人新書
廣済堂出版

はじめに　なぜ、寝ても疲れがとれないのか？

肩こり、腰痛、頭痛、イライラ、倦怠感《けんたいかん》、ｅｔｃ．……あなたはどうしてちょっとした心身の不調を抱えているのでしょうか？

世の学者たちの最新の研究から、ある事実が見えてきました。

それは「なぜ不調になるか」、そして「どうすれば改善するか」ということです。

現代人は「なんとなく不調だな」と感じることがよくあります。

わたし自身もそうでした。

不調を抱えると、脳に疲労を感じて物事に集中できなかったり、イライラしたりうつうつとしてしまう人もいます。

そうなると薬を飲んでも、マッサージをしても、サプリメントをとってもなかなかよくなりません。

そのうえ人からは気合が足りない、気持ちの問題だなどと、不調を感じる人が悪いかのようにいわれてしまうこともあります。


そもそも、なぜ、それなりに寝ているのに疲れがとれないのでしょうか？

なぜ、病気もないのに頭痛が治らないのでしょう？

そしてなぜ、精神的に不安になって、人にあたったりしてしまうのでしょうか？

あなたの不調を消すためにとても重要なことなのですが、ほとんどの日本人はこの理由を知りません。

事実、厚生労働省の統計では肩こり、睡眠の不調、頭痛、体のだるさ、イライラする感じなどが、年々増えていることがわかっています。

これらは、**現代に増加している不調＝「現代型不調」**といえます。

わたしも医者でありながら、この「現代型不調」を抱えていました。

具体的には、頭痛や肩こり、腰痛に悩んでいました。症状は日に日にひどくなってきたので、寝れば治るかと思い、睡眠時間を増やしました。けれども効果がありません。

仕方なく薬を飲んで毎日を過ごしていました。しかし、薬には副作用があります。あるとき、薬に頼らずどうにか痛みを抑えようと、クッション型のマッサージ機を買いました。お値段も手ごろで場所もとりません。

使ってみると、確かに一時は効果がありましたが、しばらくするとまた痛みが出ます。

肩こりもひどいので、今度は格安の肩こり用のマッサージ機を見つけました。これも効果的で、非常に気持ちがよくて気に入り、毎日のように使いました。

けれども、この効果もあまり持続せず、結局は頭痛薬の量は減りませんでした。

疲れがたまっているのかもしれない。さすがに休んだほうがいいな、と思って、休日にはなるべく睡眠をとりました。昼寝も休日には欠かしませんでした。それでも不調がとれないのです。

そんな中、いくつかの最新研究が発表されました。

それを見たとき、「あれ、これはもしかしてわたしのことをいっているのでは？」と思い、実際にあることを試してみたのです。すると不調はびっくりするほど消えました。

結局、不調の原因は、現代的な便利な生活からきていました。

エアコンのきいた環境、そして、朝から寝るまで電気をつけたままの暮らし。わたしたちはそのおかげで夏は涼しく冬は温かく、光に満ちた生活を送れています。でも、そんな現代の便利さと引き換えに、頭痛や肩こりや腰の痛みに悩まされていたのです。

医者というものは「○○病」と病気の名前がつくものは、必死に治療します。しかし、病名がつかず、検査上異常がないと「問題がない」と判断してしまいます。わたしは自分がつらいのに、それでも「問題がない」と考えてしまっていたのです。

多くの人がこの「現代型不調」の恐ろしさに気づいていません。

毎日何かしらの不調を抱えたまま、生きています。

不調を抱えると、「これは気持ちのせいだ」「生活態度が悪いからだ」と、自分を責めてしまうこともあるでしょう。

けれども、決してあなたが悪いわけではないのです。

＊＊＊＊＊＊＊

わたしは不調の原因を知り、本書で紹介する「魔法の眼《がん》トレ」などを行ったことで、すべてが改善しました。

実際今回の方法は、すでに３００人以上の人にご紹介し、わたしのように不調がよくなった方がたくさんいます。

みなさん、口々に「生き返ったようだ」「ぴかぴかの人生になった」「あの頃がウソのようだ」「若い頃に戻ったかのような体調だ」とお話ししてくれます。不調が治ることで、若返ったかのように元気に過ごしていけるのです。

だからこそ、この内容をあなたにも伝えたいのです。

ただ、このことを知ると「なぜこういう大切なことを今まで教えてくれなかったのか」といらだちを覚えるかもしれません。

現代型不調が放置されているのは現代医学にも問題があるのです。

医者も真剣に取り合ってくれない人が多いのが現状です。

大変申し訳なく思います。

本書で何でもかんでも、誰でも治るといいたいところですが、そういう怪しい話ではありません。きちんと医学に基づいたものです。

ではまず、あなたが治るかどうか、次のチェックリストで確認してください。

あなたはこの本で体調がよくなる？　チェックリスト

診療で300人以上の人に会ってわかったことですが、現代型不調を抱えて「魔法の眼トレ」を実践して治った方たちには共通点がありました。

次の①〜⑩がひとつでも当てはまる場合は、あなたの不調が改善する可能性が高いです。

①よく本を読む。
②エアコンを使用することがある。
③コンタクトレンズを使用することがある。
④パソコン・スマートフォンを使用することがある。
⑤日没以降、光（蛍光灯やLED《エルイーディー》照明など）の下で本を読む、趣味などの作業をすることがある。
⑥車を運転するときエアコンをつける。
⑦1日の半分以上は建物の中で過ごしている。
⑧緑黄色野菜、魚を積極的にとれていない。
⑨目の周りの化粧をすることがある（とくにアイライン）。

⑩いつから不調なのかはっきりしない。

これにまったく当てはまらない場合は、この本で改善するのは難しいです。ただ、多くの人がここに当てはまるので、あなたも当てはまるのではないでしょうか？

では、なぜわたしたちはこのような不調を抱えてしまったのか――。

まずはそのメカニズムから見ていきましょう。

読み終わる頃には、きっと納得いただけると思っています。

魔法の眼トレで全身が若返る！／目次

はじめに　なぜ、寝ても疲れがとれないのか？……2

1章　目をよくすることで、あなたの不調は治る

家で寝てばかりのわたしが復活した理由……18
「魔法の眼トレ」で、ツラ～イ不調が消えた！……21
■頭痛、体のだるさ、うつで悩んだ40代女性が回復……22
内科や精神科にかかっても、「原因不明」とされてしまう……26
思った以上に目は酷使されている……28
目のダメージが、自律神経や脳に不調を起こす……32
■光が増えたことで自律神経が乱れるようになった……36
■パソコン、スマホは、興奮とリラックスを同時に起こす……38
室内で長く過ごしているだけで、目が不調になるワケ……40
いつから不調になっていたのかがわかりづらい現代型不調……43
■目に傷がついていても自覚できない……46

現代型不調は休んでも治らない……47

2章 目による現代型不調はこんなにある！
（頭痛、肩こり、ドライアイ、イライラ、うつ状態、睡眠障害、etc.）

医療が進んでも増えている頭痛、肩こり……54
■「未病」も、目が原因だった⁉……55
本当は怖いドライアイ……58
■目が乾くだけで、読むスピードが落ちる……59
■目をよくすれば、読書、パズル、編み物などの趣味も楽しくなる……61
疲労感がとれず、睡眠の質が低下……62
■人工の光が眠りの質を下げている！……64
■「魔法の眼トレ」で目の疲れがとれると、睡眠の質がよくなる……66
「うつ、イライラ」も目の不調からくる……68
■目が整うと、心も整う……71
猫背になる！ 腰痛になる！……74
「第一印象、人間関係」で勘違いされる恐れも！……76

老ける！ ――「目の周りのシワ」「充血」「クマ」…… 80
■女性の9割は、目のお化粧が残っている…… 81
「近視、老眼、眼精疲労」は、目の筋肉疲労からくる…… 84
「認知症、寝たきり」も目の不調から！…… 86
■認知症かと思ったら、白内障だった！…… 87
■寝たきりの原因、骨折を避けるためにも目は重要…… 89
高齢者の交通事故の原因は、認知症だけじゃない…… 91
■車のエアコンに要注意！…… 93
女性に多いつらい症状「冷え性、更年期障害」…… 95
じつは知られていない！ あなたの子どもや孫の不調も目からきている…… 98
■勉強ができなくなった、ゲーム好きの男の子が復活…… 99
電子書籍、スマホの怖さはここにある…… 104

3章 1日5分で改善する「魔法の眼トレ」

それだけで効果絶大の1日5分「魔法の眼トレ」…… 108
魔法の眼トレ① 道具なしでまぶたを温める「パームアイ」（効能：ドライアイの改善、

眼精疲労、目を輝かせる、頭痛、肩こり、仕事や勉強の効率アップ、アンチエイジング、更年期障害のような症状）……109
道具を使うバージョン■タオルを使う「ホットアイ」……111
目の冷え症で、目は乾く……113
■あなたのまぶたの油は固まっている！……114
魔法の眼トレ②　目のストレッチ（効能：老眼や近視の改善、眼精疲労、目の認知機能を上げてよく見えるようにする、目を酷使した後のリラックス）……117
道具を使うバージョン■100円メガネ法……120
魔法の眼トレ③癒しの呼吸（効能：イライラや疲れやすさの改善、緊張感やストレスを和らげる、自律神経を整える、第一印象をよくする、目を輝かせる、ドライアイの改善）……121

4章　日常で目をさらによくする方法

目からウロコ！　日常生活での気をつけ方……126
■笑ったり感動することで、目をよくできる！……128
■エアコンはうまく使うべし……129
■明るいほうが目によい？　悪い？　照明の選び方、使い方……131

目がもっとよくなる！ プラスアルファのプチ眼トレ……134
●まぶたマッサージ（効能：ドライアイや肩こり、頭痛の改善、まぶたの下がりのストップ、目力アップ）……134
■重たいまぶたが軽くなり、「眠たい感じ」の目がぱっちり！……138
●ぎゅっとケア（効能：ドライアイや眼精疲労の改善、まばたきをしやすくする）……139
●おすすめホットシエスタ（効能：眼精疲労の改善、寝不足改善、ストレス解消）……140
●目と脳のバランス訓練（効能：老眼回復、視力アップ〈近視改善〉）……142
●目の6本の筋肉をほぐす体操（効能：全体の視力アップ、交通事故を起こしにくくなる）……144
●目のきわシャンプー（効能：ドライアイ、頭痛や肩こり改善、イライラ解消、目をパッチリさせる）……149

5章 よい食事が目もよくする

ジャンクフードは、目に悪い！……154
ルテインは天然のサングラス……157
栄養素の「エース」をとれ……160
最近聞くアスタキサンチン、ラクトフェリンも目にいい……163
イライラや人間関係にもとくにオススメなオメガ3……165
白い食べ物は「血糖値スパイク」を引き起こす……168

食事に感謝すると、自律神経も整う……170

6章 これだけは知っておきたい目を助ける、悪くする道具の使い方

メガネやコンタクトレンズは使い方を間違えると不調を引き起こす……174
■老眼鏡は早めに作るべし……175
■疲れにくいコンタクトレンズはこれ！……177
パソコン、スマホはうまく使え！……178
ブルーライトは日光にも含まれる……182
抗菌目薬はやめるべし……184

7章 現代の生活をよくするため不可欠な目チェック

ドライアイを自分でチェック……190
カンタン自己チェック「アムスラー検査」……191
40歳を超えたら、眼底検査をしないとキケン……193
今日よかったことを3つ書く……196
より不調を治すためにプラセボ効果を利用しよう……197

人生の最期のときに「見える」喜びを失わないために……199
おわりに　自分の手で視野の開けた明るい未来をつくりましょう……202
参考文献……205

制作スタッフ
企画協力、イラスト／おかのきんや
編集協力／大西華子
イラスト／みわまさよ
カバー写真／iStock.com/PeopleImages
DTP／（株）三協美術
編集／江波戸裕子（廣済堂出版）

1章

目をよくすることで、あなたの不調は治る

家で寝てばかりのわたしが復活した理由

わたしは医学部を卒業してそのまま眼科医となり、第一線で治療に関わっています。これまでに、年間延べ1万人以上の人を診察し、病気を治してきました。

にもかかわらず、「はじめに」で述べたように、わたし自身、しつこい「現代型不調」を抱えていました。

具体的には、頭痛を筆頭として肩こり、腰の痛み、疲労感でした。とくに頭痛は、強い痛みがあるというよりは軽い痛みがずっと続いていたのです。しかし、右が痛い、左が痛いというような具体的な場所はわかりませんでした。

一時期は内科の先生にも相談し、偏頭痛の薬を使ったこともありますが、あまり効果はありませんでした。とはいえ、長時間の作業の後は必ず頭痛がするので、薬は絶えず持っていました。

心配になり、脳や首のMRI《エムアールアイ》画像も撮って調べてもらったのですが、とくに何もありませんでした。

そこで、先に触れたようにマッサージ機を使ったり、自分でもんで休んだりしていましたが、どうしても痛みがとりきれません。しかたなく痛み止めを毎日飲んでいました。

しかし、頭痛薬というのは胃を悪くしがちです。ですから頭痛薬と胃薬のくり返しでした。もちろん薬に副作用があるのはわかっていましたが、飲まないと生活が成り立たなかったのです。

疲れもどんどんとたまっていきました。それでも仕事上でミスするわけにはいきません。最大限に気を張って仕事をしていました。おかげで仕事のミスはありませんでした。

けれども家に帰るとどっと疲れが出て、寝てばかりいました。おまけに休日になるとたいてい風邪を引いていました。なんだか体がだるいのです。

全身の病気がないか採血もしてもらいましたが、とくに問題はありませんでした。

そんな中、最新の研究結果を知ることでみるみる改善したのです。

あれほど毎日頭痛薬を飲んでいたのが、今ではそれほど頭痛を感じません。マッサージ機もしまったまま、2年以上使っていません。もったいないですが、使わないでも大丈夫なほど快調になったことのほうがうれしいです。


この経験をしてから、わたしは外来現場・講演会やテレビ・ラジオ・新聞・雑誌などで、多くの人に改善方法をお伝えしてきました。

延べ300人以上の人がこの方法をやってくれましたが、メディアなどを通してだと、1万人以上の人が実践してくれているのではないでしょうか。

みなさん、とても感謝してくださっていて、わたしも嬉しいです。


では、不調は実際にどのようによくなっていくのか、実例を挙げていきましょう。

「魔法の眼トレ」で、ツラ～イ不調が消えた！

50代男性のAさんは、現代型不調を抱えていました。寝込むほどではありませんでしたが、つねに疲労感があって調子も悪いので、病院で診てもらったところ、とくに異常はないといわれました。

「疲れやすいけどこれが普通なのかな。若い頃はもっと働けたけれど、年なのかな」と思って生活していたそうです。

そんな中たまたま、わたしが不調の治し方を教える機会がありました。不調を改善してもらうと、同じ睡眠時間でも疲れが格段にとれるようになったそうです。

Aさんは「これまでは、寝ていたけれども眠りが浅かった」ということに気づいたのです。仕事もラクにこなせるようになり、家族との時間も増えました。

このようにちょっとした疲れ、ちょっとした頭痛、ちょっとした肩こり、腰痛、目の疲れを感じる人が、現代ではとても多いのです。

現代型不調を改善すると体調がよくなるだけでなく姿勢もよくなり、認知症や寝たきり・事故を防ぐのにも効果的です。さらには睡眠の質も上がり、脳も疲れなくなり、人間関係も改善し、仕事や読書・趣味も楽しくできます。

■頭痛、体のだるさ、うつで悩んだ40代女性が回復

この本を書く最大のきっかけとなった女性がいます。40代の女性、Bさんです。

彼女は高校を卒業後に就職、その後結婚して退職、主婦業をしながらパートをしていました。パートは友人に紹介してもらったそうで、それほど忙しくもなく楽しい仕事だったそうです。業務内容は、ベルトコンベアで運ばれてくる荷物の仕分けをするというものです。

お子さんは一人いて、それなりに手はかかりますが、話せばわかってくれる子でした。旦那さんも優しく、休日は一緒に出かけていました。

けれども、Bさんが不調を抱えるようになって生活は一変しました。

まず、週3回で入っていたパートがつらくなってきました。とくに頭痛や体のだるさがつらいのです。Bさん自身は「最近入ってきたパート仲間とちょっとうまくいっていないから、そのストレスが原因かな」と思っていました。

その後仲間とは関係がよくなりましたが、不調は治りません。だから、疲れをとろうと1週間休みをとり家でゆっくりしました。それでも一向によくなりません。

復帰しても長時間仕事をするのがつらく、ミスも増えて迷惑をかけてしまいます。ですから自分から辞めることにしました。せっかく友人に紹介してもらった仕事だっただけに、申し訳ない気持ちでいっぱいだったそうです。

仕事だけではなく、日常生活にも支障が出てきました。家事もままならなくなり、家で寝ていることが多くなりました。

旦那さんに付き添ってもらい、病院に行きました。脳神経外科の先生の診察を受け、MRIを撮ってもらいましたが異常はありませんでした。

頭痛薬ももらいましたが、多少よくなる程度です。内科の先生に採血もしてもらいましたが、やはりとくに問題なし。首も痛い気がして、整形外科でも診察をしてもらいましたが、レントゲンを撮っても異常がなく、シップが出されるだけ。

家族も心配してくれているのでがんばって治そうと思いましたが、これ以上何をしていいかわからなかったそうです。


一向によくならないので、やがて心療内科《しんりょうないか》にかかるようにと、内科の先生から勧められました。心療内科ではうつの薬をもらって飲むようになりました。

「そういえば最近ちょっと気が滅入っていたし、これで治ればいいのかな」と、前向きにとらえてお薬を飲みはじめたそうです。薬はちょっと効いた気もしましたが、しばらくすると「やっぱり変化がない」と実感しはじめたのです。

頭痛は続き、なんだか体がだるい。よく寝ても疲れがとれない。手足も冷える。

原因不明でしたから、「これはきっとBさんが怠けているんだ」、家族はそう考えるようになりました。優しかった夫も「お前がやる気がないからだ」「気持ちの問題だ」と冷たく突き放すようになってしまいました。子どもも口を利いてくれません。

そんなときに、わたしの診察を受けたのです。

結果として、Bさんの不調は、わたしのように「現代型不調」だったことがわかりました。

Bさんには、3章でご紹介する「魔法の眼《がん》トレ」を行ってもらいました。すると具合もよくなり、家事もできるようになりました。

以前の仕事は突然辞めてしまった経緯もあり、戻ることができませんでした。ただ家族との関係性はよくなり、遠出することも、テレビを一緒に見ることも増えました。

以前よりはるかに楽しい生活を送ることができるようになったのです。


このような症例にあたり、わたしは反省しました。

わたしは、今までは「目」そのものしか見ていませんでした。目が見えなくなるような病気でなければいいと思っていたのです。

ところが、このような体験をして「目の不調からくる、いろいろな不調を抱えている人がいる」ということ、そしてそれを治さないなんて損をしていると感じました。

人生そのものが変わってしまうからです。

だから、本書を書いてみなさんに知ってほしいと思ったのです。

あなたもわたしも、不調を感じています。

Bさんほどひどくなくても、ちょっとした頭痛、ちょっとした不調、ちょっとした疲れを絶えず抱えている人であれば、もっと簡単に治ります。

しかし頭痛などの不調をこれほど感じている人は、昔はいなかったのです。

わたしたちがこのような不調を感じるようになったのは、なぜなのでしょうか?

内科や精神科にかかっても、「原因不明」とされてしまう

不調の原因をわかっていないと「気持ちの問題」とか「もう治らないものだ」など思ってしまいます。とくにBさんのように不調を感じる方は、自分で抱えこんでしま

い、つらさを素直に表に出せない人が多いです。

このしつこい不調は昔はなかったものですから、内科や脳外科、精神科や心療内科にかかっても「原因不明」といわれてしまいます。明確な診断がないため、仮に「自《じ》律神経失調症《りつしんけいしっちょうしょう》」「軽度うつ」などとして、治療を受けている人もいます。

昔と今では不調のタイプが違います。

遊びも外で走り回り、仕事も外でずっと行っていた頃は「現代型不調」ではなくて、「昔の不調」でした。「昔の不調」は今のようにずっしりと続く頭痛ではなくて、筋肉痛で腕が痛い、足が痛いというようなものでした。もしくは外で無理をすることで風邪をひいて寝込む、というものです。

そのため「昔の不調」は「寝ていれば治る」ものでした。

現代は昔と違い、体を酷使《こくし》することはありません。

長い距離を歩く代わりに、車で移動できます。昔は夜は暗く、会話をするぐらいで早くに寝てましたが、現代は明るく、いつでも本が読め、テレビを見ることができて、編み物でも何でもできます。

昔は調べ物は辞書しかなくて、本屋や図書館に行くしかなかったのが、パソコンでだれでも世界の情報を手に入れられるようになりました。

こうやって体の酷使は必要なくなり、便利になってきました。これ自体はとてもいいことです。

けれども、**体の代わりに目を酷使する世の中になってきた**のです。

そこから「現代型不調」が引き起こされるようになりました。

思った以上に目は酷使されている

実際に多くの人が目をよく使っています。

わたしたちが小学生の頃は、パソコンなんて日常にはありませんでした。しかし、総務省の2015年の統計によると、日本人の76％がパソコンを使い、72％がスマートフォンを使っています。

実際、パソコンやスマホを使用している人の78％が目に不調を感じているといわれています。そして、いろいろある体の不調の中でも、人々が一番感じている不調は目であるということを、厚生労働省が発表しています。

目の不調とは、ドライアイ、目の鈍痛、かすみ目、目の疲労感、近視化・老眼の進行などです。

確かにパソコンやスマホを常に使っている人、本をたくさん読んだり、いかにも目を酷使している人はわかるけれども、「わたしはそれほど目を使っていない」と思う方もいるかもしれません。

それこそが「現代型不調」の肝なのです。**気づかないうちに目が酷使されているのが、現代社会**だからです。

たとえば「光」です。昭和初期の頃より、現在は明らかに日常生活の電気が明るくなっています。昔はあんどんで、その後ランプが出てきました。あんどんに比べると、ランプは5倍程度の明るさといいます。

一方で、白熱電球はその80倍の明るさです。そしてLED《エルイーディー》は、その白熱電球より明るくすることが可能になっています。

明るくなったことで、夜更かしもしやすくなりました。夜勤などもあります。そうしたことにより、夜寝て朝起きるということが当たり前ではなくなってきました。睡眠リズムの乱れの結果として、心臓疾患や肥満・高血圧や胃腸障害、乳がんや前立腺がんのリスクが上がるといわれています。

昔より明るくなったことで、目を使いすぎているというのは、実感がないかもしれません。現代の生活に慣れすぎて、当たり前になってしまっているからです。

たとえば、昔は紙に書いた広告がほとんどだったのが、現代では街中にデジタルモニターがあふれています。駅や電車でも、薬局やスーパーでもデジタルで広告が表示され、知らぬ間にわたしたちは目を使わされているのです。

環境も目に厳しくなっています。

目に優しい環境は、オープンで空気の出入りがある環境です。湿度も保たれている、つまり自然環境が目にとっていいのです。

当たり前ですが人間も生物であり、そもそも体は自然環境下で生きるようにできているからです。

一方、現代は快適に過ごすために、密閉した環境が多いです。そうした部屋の空気はよどみ、湿度も低くなってしまっています。

ホテルに泊まると、のどがカラカラになるのを感じることはないでしょうか？

目というのは涙で守られているので、乾燥、そしてエアコンによる空気の対流によって乾き、ほこりで傷つくのです。

そして、この「目の不調」が、「現代型不調」を招くというわけです。

といってもまだピンとこない、実感がわかない人もいるでしょう。眼科医のわたしですらそうだったのですから、仕方ないことです。

目のダメージが、自律神経や脳に不調を起こす

目は「むき出しの臓器」といわれていることはご存じでしょうか？

目というのは心臓や肺などと一緒で、とても大切な臓器です。通常、臓器は皮膚や骨に守られています。聴覚をつかさどる「耳」は開いていますが、基本的構造の鼓膜《こまく》などは外からは容易に見えません。嗅覚をつかさどる「鼻」の穴も開いていますが、においを感じる場所は鼻の奥のほうで守られています。

しかし、目はむき出しです。

なぜかというと、モノを見る、つまり目の網膜《もうまく》に光を届かせるためには、むき出しにしておかざるを得ないからです。

そして、**目というのは脳と直接つながっています**。

目には視神経《ししんけい》という神経があり、それは直接脳につながっているのです。脳神経か

ら体に分布する神経は12本あります。これらの神経のうちたったひとつ、視神経だけが（眼球とつながり）外に出ているのです。

だからこそ目というのは、情報の8割から9割を占めるといわれるほど重要な情報を得ることができます。

あなたが古い友人と会うとき、声・におい・手触りなどだけで相手を判別するのは困難でしょう。でも、見れば一目瞭然で相手がわかるのです。

一方で、**それだけ重要で脳とつながっているからこそ、極めて脳に負担をかけやすいのも目という臓器**なのです。

1997年に、テレビでアニメ番組を見ていた子どもが体調不良を訴えたというニュースがありました。

これは番組内で激しい光の点滅を用いる表現が多く使われたことで、それを見ていた子どもたちがてんかんなどを起こしたというものでした。

このように多くの光を見るなど、**目を酷使すると眼精疲労を感じますが、じつはこ**

れは目の玉自体が疲労しているわけではありません。脳が疲労してしまっているのです。

あなたも目をたくさん使っていると目の奥が痛くなったり、後頭部が痛くなるという経験はないでしょうか？

目から入ってきた情報を処理するのは後頭葉《こうとうよう》といって、頭の後ろのところです。ですから、目の疲労は脳の疲労となって、脳にダメージを与えます。

そのため、**目が疲れているはずなのに、「考えることができない」と脳を使った活動にまで疲労を感じてしまいます。**運動をたくさんしたわけでも、体に無理をさせたわけでもないから、「理由はわからないけど、なぜか疲れる」ということになるのです。

たとえばパソコンで単純作業をした後、脳はそれほど使っていないはずなのに、モノを考える気持ちになれないということはないでしょうか。

これこそが目を使って脳まで疲れてしまい、考えることが難しくなっている状態なのです。

また、目の疲労によって、目のピントがズレやすくなります。とはいえ、実際に普段それを感じるほどのズレではありません。

ではなぜ、そこまでズレを感じないかというと、このピントのズレは脳で無意識に補正しているからです。

人間は目そのものでモノを見ているようですが、目に入ってきた電気信号を脳で判断してモノを見ています。これが不調を引き起こすのです。

たとえば、度数があまりにも合っていないメガネをかけると、目がクラクラし気持ち悪くなります。目の疲労でピントがズレながらもモノを見ているというのは、このようなことを普段から少しずつしているようなものなのです。

だからこそ、**目のピント調節がおかしくなると、脳がオーバーヒートしてしまい、さらには体全体の不調へとつながりやすくなる**のです。

とくに起きやすい症状は頭痛と脳の疲労感です。

こんなときは、まず目の疲れを回復させる必要があります。

■光が増えたことで自律神経が乱れるようになった

最近よく自律神経《じりつしんけい》というものが話題になります。自律神経は脳からつながっている大切な神経であり、この神経のバランスのくずれも現代型不調を引き起こします。

自律神経は、循環器、消化器、呼吸器などを24時間コントロールしています。そして、人間の意思とは無関係に勝手に動くのです。

自律神経には、「交感神経《こうかんしんけい》」という心身が興奮する神経、「副交感神経《ふくこうかんしんけい》」という心身が落ち着く神経の2種類あります。

この2種類がバランスを保ち、健康をキープします。

朝、昼になると勝手に興奮して交感神経が働きます。あなたが「興奮しよう」と思ってなるわけではないのです。また、夜になると落ち着くために、副交感神経が働きます。これもあなたが「落ち着こう」と思ってなるわけではないのです。

自律神経が働くためには、光・音・温度など多くのものが作用しています。

この中で**もっとも速く自律神経を動かすものは「光」**です。

自律神経の働き

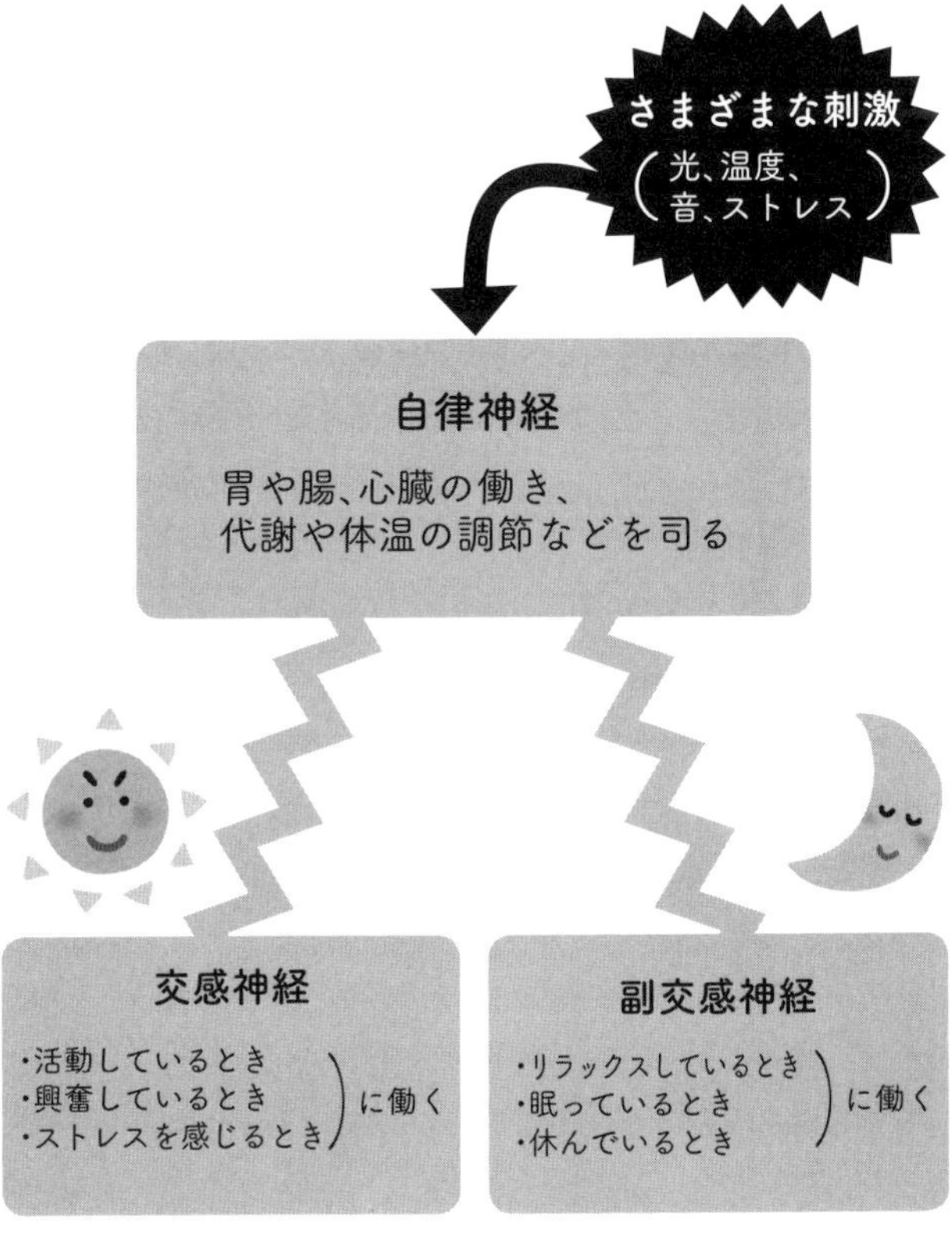

この2つがバランスよく働くことで、
人は健康を保っている！

目への光の刺激というのは、自律神経を大きく、かつ簡単に動かすのです。光のスピードがもっとも速いからです。

現代の生活では夜でも、光（電灯や液晶画面など）によって昼のように明るい時間が長くなり、交感神経が働いてしまいます。

昔、人間は太陽が昇ってきたら起きて、外で仕事をしました。太陽が落ちたら家に戻ってリラックスして過ごします。だから「興奮」＝「太陽が出ているとき」、「リラックス」＝「太陽が沈んでいるとき」とメリハリが利いているうえに、リラックスの時間が長かったのです。

しかし、**現代は光が増えたため、興奮する時間も増えすぎています。**

だから、自律神経が乱れてしまうのです。

■パソコン、スマホは、興奮とリラックスを同時に起こす

さらに最近は、もっと問題が増えてきました。パソコンやスマホです。

パソコンやスマホというのは、手元で光るモノを見る行動です。これがどう問題な

のでしょうか？

人間は本来、手元のモノを見るときはリラックスするようにできています。たとえば家で本を読むときなどは、何かに襲われるという危険を感じないからです。

一方で、光を見るということは「興奮」です。明るい中で外に出るときは、何かに襲われる危険があるので、絶えず興奮していなければいけません。

そこで問題となるのが、**パソコンやスマホは、手元を見るというリラックス（副交感神経）と、光を見るという興奮（交感神経）を同時に起こしている**ということです。

たとえていうなら、車のブレーキとアクセルを同時に踏んでいるようなものです。

それをくり返していたら車が壊れてしまうというのは、想像に難くありません。

自律神経も同じです。

実際に**自律神経が乱れた人はどうなるかというと、夜寝ても寝た気がしなかったり、寝つきが悪くなります。また、体温や血流の調整が悪くなって、手足が冷えてしまったり、胃腸の調子が悪くなることもあります。頭痛、肩こり、腰痛も引き起こします。**

さらには精神的にも不安定になり、イライラしたりうつっぽくなったりします。

自律神経を整えるためにはさまざまな方法がいわれていますが、「目の不調」抜きで考えても、なかなかうまくいきません。

室内で長く過ごしているだけで、目が不調になるワケ

あなたの仕事は、どういうものでしょうか？

目にいい職業は農業です。外で肉体を使う仕事のため、現代型不調を抱えにくいのです。

逆に、**屋内でパソコンを使う職業は一番不調を招きやすい**といえます。たとえば事務職、コンサルタント、ＩＴ関係、出版関係は現代型不調になりやすいです。

また肉体労働ではあるけれども室内仕事の職業――たとえば工場勤務や接客業、専業主婦などがここに当てはまりますが、この場合も意外と現代型不調を抱えやすいで

す。

肉体労働でないと目をたくさん使います。

「頭を使うだけで、そんなに目は使わない」

そう思う方もいるかもしれませんが、そんなことはありません。たとえば事務職であれば「書類を書き写す」「書類の仕分け」という仕事などがあります。

この場合、パソコンこそ使っていませんが、書類を見て書き写し、確認するという作業は思った以上に目を使っているのです。

先にも触れたとおり、脳と目は非常に密接な関係にあります。**目を酷使すると脳も疲れてしまい、何事にもやる気がなくなったり、脳を使う作業の効率が落ちたりする**のです。

結局、室内で働く場合は、外で働くよりも現代型不調を抱えやすくなります。

空調の効いた部屋のこもった空気の中で作業をしていたら、目が乾く「ドライアイ」にもなりやすくなります。こもった空気にはほこりがあり、酸素の状態も悪くなりやすいのです。**ほこりも低酸素も目に悪影響**です。

だから、一見目を酷使しないような接客業というのも、現代型不調を抱えやすくなってくるのです。

仕事や家事をするうえでは、「よく見える」ということが重要になります。

あなたが営業や接客業だとしたら、相手の表情をどれぐらい見られるかということが大切です。事務作業であれば、ミスなくかつスピーディーに書類に目を通せることが大切です。モノをつくる仕事であれば、そのモノをしっかりと見ることが大切です。

人はモノを考えるうえでも、何かを見てそこから判断して思考しています。

たとえば新しいバナナを売り出そうとしたとき、あなたは「バナナ」という文字を思い浮かべるより、バナナや関連するモノの画像を頭に思い浮かべるのではないでしょうか？

人間は、言語より画像で考えるほうが考えやすいもの。つまり、仕事や家事をするうえでは、「よく見える」ことが基本なのです。

いつから不調になっていたのかがわかりづらい現代型不調

「現代型不調」は、いつから不調になったかよくわからない、ということがあります。**いつからかハッキリしないから、不調があることが当たり前になってしまう。**頭痛があるのが、肩こりがあるのが、腰痛があるのがいつものことと思ってしまいます。

本来人間は痛みがないのが当たり前なのに、痛みがある自分に慣れすぎてしまうのです。

そして「元々こういう不調があったかも」とか「年のせいかもしれない」と、元からだと勘違いして、不調を受け入れてあきらめてしまいます。

しかし不調が治ったときに、ようやく「ああ、今までは体がつらかったんだ。すごくラクになった」と、不調があったことが明確になるのです。

現代型不調は毎日わずかずつ体にダメージが蓄積して、最終的にいつのまにか調子が悪くなります。

だから現代型不調を抱える人は、「なんか数カ月前から調子が悪い」「半年前から調子が悪い」といいます。「昨日から調子が悪い」というように、具体的ではないのです。いつからかわからないからこそ、何が原因で悪くなったのか自分でははっきりしません。

目から調子が悪くなるのなら、テレビを見すぎた、スマホを見すぎたというように、目を使いすぎたときに調子が悪くなるはず、と思いませんか？　でも、そうでもありません。

実際わたしも、目を使った翌日には調子が悪いとは感じませんでした。まあ多少は悪くなりますが、そこまででもありません。1日だけ目を使いすぎても、それほどのダメージではないからです。

現代型不調は少しずつダメージが蓄積して、
いつのまにか調子が悪くなる！

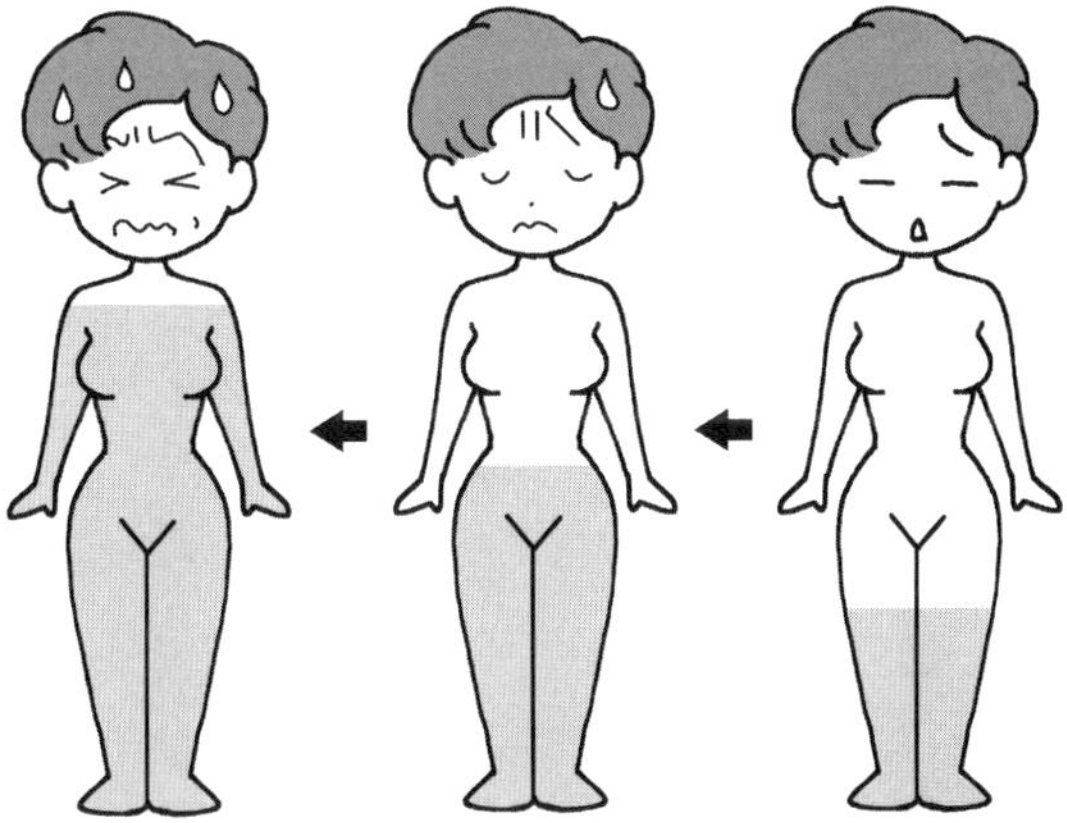

不調に気づきにくい理由

・実感がない
・不調になった時期が不明
・休んでも治らない

こうなると、不調が当たり前になり、
自分では気がつかない！

長期間にわたる、ちょっとずつの目の使いすぎ、ちょっとずつのよくない環境によってダメージはたまっていくのです。

■目に傷がついていても自覚できない

たとえば、目の乾燥（ドライアイ）というのは、相当ひどくならないと自覚しません。

実際に現代型不調を抱える方の目を診てみると、目の乾燥により多くの傷がついています。

とくにパソコンをよく使っている人の多くは、気づかないうちに目の表面に傷がついています。

そういう人に、「あなたの目は傷がついていますよ」といっても、最初は信じてくれません。「目に傷がついたら、すごく痛くなるんじゃないですか？　別に痛くないですよ」となるのです。

そこで写真を撮って実際に傷を見せると、患者さんは初めて実感し、「目が傷になっているなんて思っていなかった」「こんなに傷があって大丈夫なんですか?」と口々にいいます。

目も体もちょっとした傷が日々ついていてもそれほど痛くないため、本当に気づいたときには大きなダメージとなっているのです。

これが現代型不調の怖いところです。

そして、目が原因なら目を休めれば治るだろうと誰もが思います。けれども、事はそう単純ではないのです。

現代型不調は休んでも治らない

なにしろ現代型不調は、ちょっとずつ蓄積されたダメージですから、丸1日休むだけではゼロになりません。

そのため「ゆっくり1日寝ていたのに調子が悪い」「昨日は目を使わなかったのに目が疲れている」ということが起きてきます。

現代型不調は寝ても治らない！

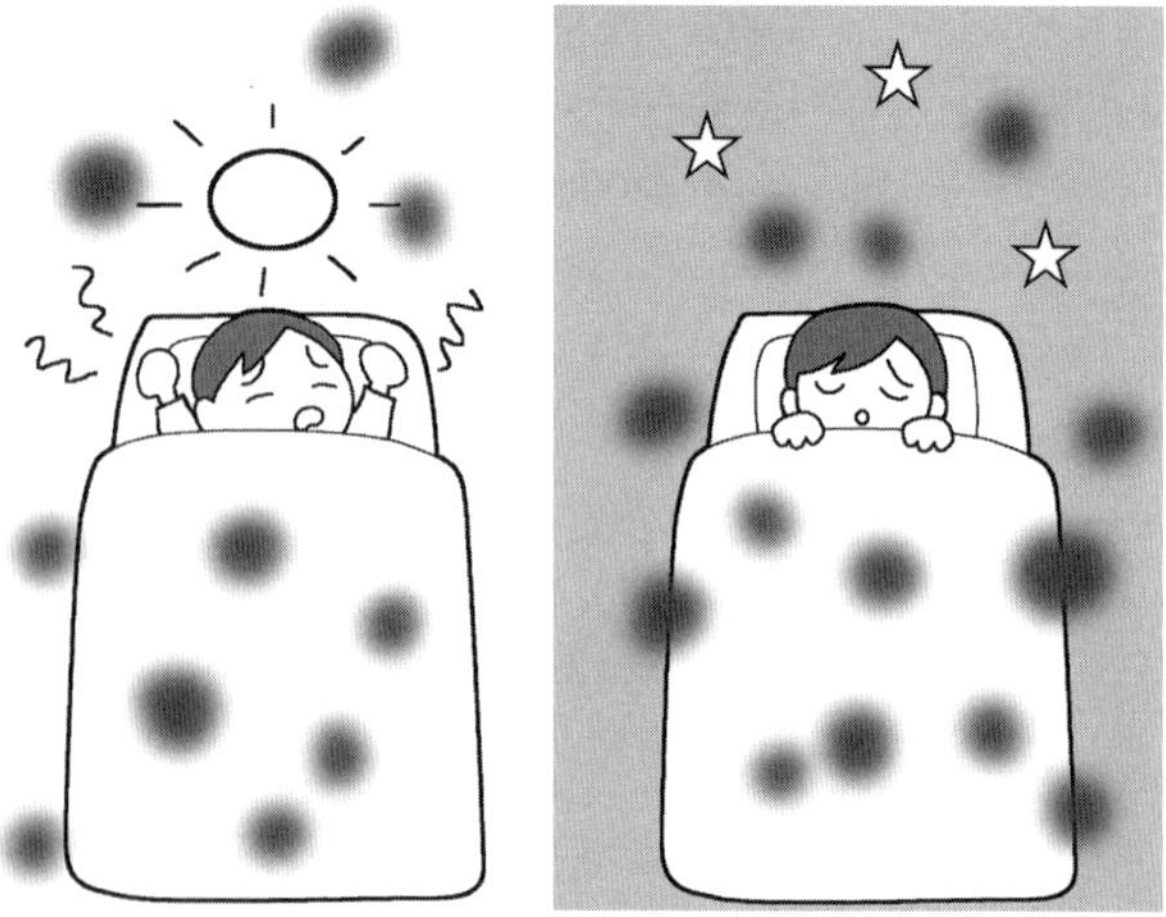

そもそも現代型不調から「休む」ということ自体が難しいのです。

休むというとあなたはどうするでしょうか？　ゆっくりと家で過ごしたりしませんか。

けれども、現代型不調は家の空調や閉鎖された空間により、悪化します。

あなたの家はスキマ風が吹くでしょうか？

昔の日本家屋は木造で、間を隔てるのも障子でした。障子のいい点は、湿気や空気が通りやすいことです。また木造住宅は主として木なので、湿度のバランスも保ちやすいという点もあります。

しかし現代では、たとえ木造家屋でもアルミサッシや窓がしっかりしています。壁も壁紙がきっちり張ってあり、床もフローリングやカーペットの家も多いです。マンションであれば、もっと部屋の密閉度が高くなります。

掃除も自分でぞうきんを使うのではなく、掃除機がやってくれますが、おかげでほこりが舞いやすくなってしまいました。掃除機の音がうるさいので窓を開けて掃除をするのも近隣に悪いから、窓を閉じて空気の入れ替えをしないままに掃除をするようになってしまいました。

どんなに目を使わないで過ごしていたとしても、このような空気のよどんだ環境で過ごしていれば目に悪いのです。

また、テレビや本、パソコンを見ることでも目は悪くなってしまいます。ゆっくり家で休んだつもりでも、むしろいつもより目を使ってしまうということさえあります。

結局、現代型不調の状況から考えると、家でゆっくりしても効果的に休んでいるとはいえないのです。

1日中、目をつぶって暮らすとか、田舎に行って草原の中で暮らすというようにしないとダメなのです。でもそんな生活は普段はできません。


ここからわかる大切なことがあります。

それは、**昔からいわれている「疲れへの対処法」「頭痛のときの対処法」というものは忘れる**、ということです。

なぜなら**肉体的疲労によって起きた疲れや頭痛と、現代の生活によって起きた疲れや頭痛はまったく別物であるから**です。むしろ現代型不調の対策としては、体を動かす必要もあるのです。

ですから現代型不調では、リフレッシュ旅行に行くという手があります。

旅行に行くなんて、どう考えても肉体的には疲れます。けれども、現代型不調の原因を取り払うことがかなりできます。

精神的なリフレッシュ効果もさることながら、旅行に行くといつもよりも遠くの風景を見ますし、普段よりスマホも見ないでしょうから目が休まります。さらには、空調の効いた部屋にこもらず、外に出たり温泉に入ったりしてリラックスするため、目だけでなく自律神経も休まるのです。

旅行までしなくても、運動しているとスッキリしませんか？

運動をしているときは運動に集中するため、現代型不調の原因から解き放たれます。スマホをいじりながら、または本を読みながら、運動するのは難しいものです。スポーツクラブなどで空調が効いていても、運動して汗が出ているため湿度もほどよく高くなります。

もちろん体を動かすこと自体にストレス解消効果もありますが、目の不調に対する効果もあるのです。

といっても、旅行や運動はなかなか実行できないという方のために、1日5分で改善することができる「魔法の眼《がん》トレ」などを3章以降でご紹介します。

その前に、2章でこの現代型不調にはどのようなものがあるかを具体的にご説明します。あなたにもきっと当てはまる不調があるでしょう。

2章

目による現代型不調はこんなにある！

（頭痛、肩こり、ドライアイ、イライラ、うつ状態、睡眠障害、ｅｔｃ．）

医療が進んでも増えている頭痛、肩こり

目の酷使により増えている代表例が、頭痛、肩こりです。

厚生労働省の統計によると、平成4年時点では頭痛を抱える男性は1・8％だったのが平成25年には2・2％、同じく女性は4・3％だったのが5・4％と少しずつ増えてきています。同じ統計で、肩こりは男性4・3％だったのが6％と急増、女性も9・5％だったのが12・5％と増加しています。医療が進んだはずの平成になっても、こうやって頭痛や肩こりを抱える人が増えているのです。

実際にあなたも目を使いすぎて、頭痛や肩こりを感じたことが一度はあるはずです。**目の不調が現代型不調へとつながる一番の原因は、「ちょっと見にくい」けれども「見えそう」であるから**です。

まったく見えなければ病院で治療したり目を休ませたりします。けれども見にくいけれども見えそうだから、がんばって目を使ってしまうのです。

目というのは自動的にピントを合わせています。

何十メートル先の車を見るためにピントを合わせたかと思ったら、手元にある本にピントを合わせる。これを起きている間、ほぼ無意識に行っているのです。

一眼レフカメラを使ったことがある人ならわかるかもしれませんが、ピントを手で合わせるとなったらすごく大変です。目は普段から、そんな大変なことをしているのです。

目が疲れる原因として、ひとつは毛様体筋《もうようたいきん》という、ピントを合わせる目の筋肉自体が手元の見すぎでおかしくなってしまうということがあります。この筋肉の疲れと自律神経のバランスのくずれが、頭痛、肩こりを呼びます。

■「未病」も、目が原因だった⁉

Cさんという女性は肩こりを感じていました。つらいですが生活はできるため、病院にもかからず我慢して過ごしていました。

けれども毎日のように襲ってくる肩こりのせいで、映画を観るのも大変です。昔は

2カ月に1回は映画を観ていたそうですが、今では行けません。パソコンで調べ物をするのもおっくうになっていました。
やがて、整体院に通って、週に2～3日マッサージをしてもらうようになりました。マッサージを受けると非常に気持ちよくて、その日は軽くなった気がしたそうです。けれどもそれもつかの間、数時間もすると元に戻ってしまいます。毎日のようにシップを貼っていて、肌がかぶれてしまうこともあったぐらいです。

Cさんはそんなときに、目が不調の原因であることを知ったのです。わたしが紹介した「魔法の眼《がん》トレ」で不調が改善され、体も軽くなりました。
今でも整体院へはたまにリラックスのために行くこともありますが、毎週のように通う必要はなくなりました。彼女は「なんでこんな簡単なことに気づかなかったのだろう。本当にうれしいです」といっていました。

他には頭痛に悩まされている方もいました。過去のわたしのように、頭痛薬をしょっちゅう飲まずにはいられなかったそうです。しかし、目の不調を改善することでその方も頭痛が治りました。

ただ、この方はずっと続けていた頭痛薬を急にやめるには勇気がいるので、少しずつやめたそうです。

「薬依存性のようになっていたので怖かった、抜けられてよかった。今でもたまに薬を飲むこともありますが、あのときと比べれば雲泥の差です。やっと普通の人のように生活できるようになったという感じです」

と喜んでいました。

肩こりや頭痛などにはお薬がたくさんあります。確かにこれらを使うことは一時的にはいいのですが、薬が切れればまた調子が悪くなります。

そして、薬には副作用があります。薬を続けて飲めば胃が悪くなり、肝臓が疲れてきます。

ですから、**本当は自分で対処することが大切**なのです。

マッサージもよい方法ですが、それだけでは一時的です。本当に良心的なマッサージ屋さんは、多くのお客さんを見てそのことを感じています。マッサージをして終わりではなくて、生活習慣をアドバイスしてくれる場合があるのがその証拠です。

結局、**毎日の生活の中で対策をとれなければ、このしつこい不調はなかなか消えない**のです。

肩こり、頭痛というのは確かにつらいけれども、生活できなくはない。悶《もだ》えて動けなくなるというわけではないし、荷物も持てないぐらいになるということでもない。

ただ毎日がつらい、いわゆる東洋医学の「**未病**《みびょう》」の状態なのです。

だから研究が進んだ最近までは、それほど真剣に医者が調べてこなかったのです。

本当は怖いドライアイ

近年は「ドライアイ」も増えています。ドライアイを単なる目の乾きだと思って、なめてはいけません。

目の乾きなどで涙の状態が不均一だと、涙が目の表面にまだらになって張ります。そのため、涙を通した光、乾いて涙がないために直接目に入ってくる光など、いろいろな光が散乱しながら目に入ってきてしまいます。

すると目はどれにピントを合わせていいのかわからなくなり、遠くに合わせたり近くに合わせたりピントを絶えず細かく移動させることになります。その結果、通常以上に目に負担がかかってしまうのです。

ご自分がドライアイかどうかは、１９０ページでチェックしてください。

■目が乾くだけで、読むスピードが落ちる

ドライアイが治ると、もっと効率的に仕事ができるようになります。

南カリフォルニア大学のライダー氏らの研究によると、目の乾きがあるだけで15％も読書スピードが落ちるということがわかっています。読むスピードが15％も落ちるなんて、どれだけ仕事の効率が落ちるでしょうか？

また目の疲労やドライアイに対しても、ホットアイ（１１１ページ）をすると改善

するという研究もあります。ホットアイを行うことで文字が打ち込みやすくなり、効率も上がるのです。

慶応大学の内野裕一《うちのゆういち》先生らの研究によると、とくに**現代型不調であるドライアイになると年間9万円程度、経済効率が落ちる**といいます。しかし、これはあくまでドライアイだけのことです。

現代型不調が他にも重なれば、さらに効率が落ちてくるのは当たり前です。たとえば2時間程度パソコンで書類を書いていると目の奥が重い感じがする、朝は元気なのだが夕方ぐらいには接客していても疲れてくる、ということが起きてきて、徐々に作業効率は下がるのです。

現代は体を使う仕事よりも、はるかに頭を使う仕事が増えています。そして頭を使う仕事は、目がしっかりとしていないとできません。なぜなら目で見たモノを頭で処理しているからです。

だからこそ目の調子が悪いと効率が落ちるだけではなくて、疲労をより感じやすくなってしまうのです。そしてその状態が長く続くと、やる気自体もなくなってしまいます。

やる気というのは疲労によって減ってしまうのです。

■目をよくすれば、読書、パズル、編み物などの趣味も楽しくなる

もちろんこれは仕事だけではなく、読書など趣味でもいえることです。

齢を重ねると、楽しみの種類も変わっていきます。登山が趣味であったとして、80、90歳まで登山をするのはなかなか難しいことです。ゴルフやテニスも家族に止められてしまうこともあります。そうすると、次第に家の中でできる趣味というのが重要になってきます。

ですが家の中でできる趣味というのは、目の調子がよくないととても難しいものです。数独やクロスワードパズル、編み物やテレビ鑑賞、読書など目を使う趣味が多いからです。

今あなたが楽しめている趣味も、現代型不調をそのままにしていると、年をとったときに楽しめなくなってしまいます。

一方で、現代型不調をよくすれば「これまでは疲れるからなかなかできなかった」という趣味をすることもできるのです。

それほどまでに、目というのは重要なのです。

疲労感がとれず、睡眠の質が低下

目の酷使により疲労はたまりやすくなり、睡眠の質が悪くなります。

疲労の中でもとくにひどい状態である「体がだるい」状態の人は、先に触れた厚労省の統計では、平成4年に男性は3・2%だったのが平成25年では4・1%、女性は4・1%が5・9%と増加しています。もちろんこれはだるいというほどの人なので、疲労を抱えているだけの人はもっと多い状態です。

また、睡眠の状態がひどく、眠れないほどの人は同じ統計で、平成4年に男性は1・

0％だったのが平成25年では2・3％と倍増、女性は1・9％から3・5％と、やはり倍近く増加しています。

よく眠れないから、いつまでたっても疲れがとれない、ということになるのです。眠れないだけではなく睡眠の効率が悪く寝た気がしない人や、寝ても途中で起きてしまう人、寝つきが悪いという人はもっと多いはずです。

疲労がたまるひとつの原因は、頭痛や肩こりと一緒で、目のピントを合わせようと目ががんばるからです。これは35ページで説明しました。

そして、**目の酷使は脳を興奮させて、自律神経のバランスを崩し、睡眠の質を下げてしまいます**。

逆に、自律神経をよくすると眠りが深くなります。

睡眠というのは人生の4分の1ほどを占めているものです。この睡眠がよければ疲れもとれやすくなりますし、睡眠時間が短くても、すっきりさわやかに起きられます。

■人工の光が眠りの質を下げている!

パソコンやスマホを見続けることは、確かに目から起こる現代型不調を引き起こしやすいのですが、「目に悪い」ということが認識されているので、あなたも少しは気をつけていると思います。

けれども普段、LEDの照明や蛍光灯をつけて読書したり、ピアノを弾いたり、テレビを見ている場合には気をつけません。

ピアノや読書自体が目に悪いわけではなく、**電灯をつけたまま近くを見る作業が睡眠リズムに悪影響**なのです。

人体のホルモンは朝と夜では違います。

夜は、とくにメラトニンというホルモンが分泌され、眠りにスムーズに入るようになっています。

このメラトニンは、昼間に日光をよく浴び、夜は暗くすることで、夜にしっかり分泌されます。

しかし、現代はネットの普及によって、仕事でも家庭でも昼間の外出が減り、さらに都心は建物が増えて日陰が多くなりました。

昼間に自然光を浴びる機会は減っているのに、夜間に人工光を浴びる機会は増えてしまっているのです。


自然光での暮らしは200万年以上。

人工光での暮らしは100年前後。

これでは、人間の体がまだ人工の光に慣れていないのも当たり前です。


昔は、だんだん光が弱くなり睡眠に入るというのが自然の摂理でした。太陽が急に沈んで突然暗くなるのではなく、夕方になって少しずつ暗くなり最後に日が沈んでいきます。段階的に暗くなるのを目で見て、それを脳が「夜だから寝なければ」と理解していたのです。

それに対して人工の光は、明るくパッチリ点いていたものが、消すと突然ゼロになるというものです。

すると脳がその変化についていけず、そこからもメラトニンの分泌がうまくいかなくなります。

そこで問題となるのは、

「寝ているのに寝た気がしない」「睡眠時間はとっているのに途中で起きてしまう」「寝つきが悪い」「睡眠が浅い」「早朝に目が覚める」

という睡眠の不調です。

「睡眠が浅い」というのは、自分では意外と気づきにくいのですが、7〜8時間寝ているのに目覚めが悪い、昼間眠い、疲れがとれない、気分がすっきりしないといった場合は要注意です。

■「魔法の眼トレ」で目の疲れがとれると、睡眠の質がよくなる

Dさんは40代女性で、健康には気を遣い、テレビや雑誌に書いてある健康的な食品を積極的にとっていて、野菜もしっかりと食べていました。なぜここまで気をつけて

いるかというと、日々疲れがとれず、どうしようかと悩んでいたからです。

1日に7時間は眠っているのですが、朝起きるときが憂鬱です。

仕事をしていて平日は朝7時には起きなければいけないのに、それがつらい。また、寝つきが悪く、夜中に起きてしまうこともたびたびありました。

そこで「魔法の眼トレ」などで現代型不調を改善すると、みるみるうちに疲れがとれてきたというのです。仕事も楽しくできるようになり、毎日の生活も楽しくなりました。寝つきもよくなり、夜中に起きることも少なくなりました。そして何より、朝起きるときに、すっきりと目覚められる日が増えたというのです。

まだ毎日というほどではないそうですが、以前では考えられないことです。「ありがとうございます」と喜んでくれました。

「魔法の眼トレ」以外にオススメなのは、寝る30分前には、スマホやテレビは使わないこと、部屋を少し暗い状態にして、軽くストレッチをすることです。

ストレッチといっても、きつくなるぐらい激しくやるのではなくて、気持ちいいと感じる程度に軽く行いましょう。

体を動かすのがあまり得意でない方、家族と一緒に寝室で休んでいる方は、家族でのんびりと会話して、リラックスするのもいい方法です。

最後には**電気を完全に消し、真っ暗にして寝るということも効果的**です。

しかし、夜起きてトイレに行くときに転ぶとイヤだから、小さい電気を点けたいという方もいると思います。

そういうときは豆電球のような、上から目に入ってくる光で対処するのはよくありません。足下の光を使いましょう。

そうすれば睡眠の邪魔をせずに、夜のトイレも安心して行けます。

「うつ、イライラ」も目の不調からくる

うつといわれている人は、厚労省の統計によると、平成8年のときに1万人あたり43・3人でしたが、平成23年には95・8人となっています。つまり倍増しているので

す。うつとまではいわれなくとも、不調を感じている人、イライラしている人はもっと多いでしょう。

目の不調により、心にまで不調を感じてしまうのです。

人間は目からくる印象で世の中を判断していて、それが心にも影響します。

だから「世の中が明るくなった」とは気持ちが明るくなったときにも使いますし、「世の中が暗くなった」という言葉を気持ちが暗くなったときにも使います。

また、冬季《とうき》うつといって、日照時間の少ない冬場はうつの方が増えることがわかっています。

これは、目に入ってくる光の増減によって、心が動いてしまうということを示していますo実際に目に入る光をコントロールすることで、心を治療する高照度光療法《こうしょうどひかりりょうほう》という治療も行われているほど、心と光は関係するのです。

あなたも曇り空や天気が悪いときに、なんとなくどんよりとした気持ちになることはないでしょうか？

現代型不調を抱えているというのは、毎日が曇り空のようになっているのと同じです。

でも、一般的には心と目というのは切り離して考えがちです。とくに医者やあなたの周りの人は、心の問題だからと、本当は目が原因なのにそれを見逃してしまうのです。

現代は、昔より便利になりましたが、精神的なストレスはむしろ増えました。

これまでは肉体的ストレスで「家事や仕事をした後は体がつらい」となりましたが、今では「家事や仕事をした後はイライラし、脳が疲れる」ように感じます。

つまり、**肉体的な作業が減った代わりに、精神的につらくなった**のです。

たとえば、洗濯機や掃除機が家事を代行してくれるようになった代わりに、運動することが減りました。運動すると全身の代謝や血行がよくなり、気持ちがすっきりし、心にも目にもよいのです。

お店はスーパーとなり、ほぼ無言で買い物をすることができます。青果店などの店主との会話はなくなってしまいました。
便利な一方、人とのコミュニケーションが少なくなり、孤独を感じることも増えました。

このように肉体的な便利さを手に入れた一方で、精神と目への負担が大きくなりました。結果としてイライラするようになってしまったのです。

となると、そのストレスの解消法も変わってきます。

今までは仲間とお酒を飲んで寝ていればよかったのですが、目の疲れからくる精神的なストレスは、それだけでは簡単にとることができません。

ちなみに、そんなときのオススメはホットシエスタ（１４０ページ）です。

■目が整うと、心も整う

Eさんは50代の女性で、現代型不調を抱えていました。

疲れもたまり、何よりも気持ちが落ち、うつうつとした気分になってしまっていたそうです。

体が悪いのかと思って病院で調べてもらいましたが、異常はとくになく、これは心の問題だろうと診断され、心療内科で飲み薬が処方されるようになりました。

確かにお薬を飲むと多少はよくなります。けれども徐々に、心の状態がひどくなってきてしまいました。

そんな中、Eさんはお薬を続けながらも、「魔法の眼トレ」を行いました。ドライアイもあるので、その対応をしっかりしたのです。

すると、徐々に心が明るくよくなってきたというふうに話してくれました。最終的には飲み薬を飲まなくて済むようになりました。その頃にはドライアイもよくなり、眼科的な治療も必要なくなりました。

Eさんはそれまで診察に来るときは、ちょっとうつむきがちで話をされていました。笑顔もなかったのですが、現代型不調を改善した後は晴れ晴れとした笑顔です。

そして、わたしの顔をまっすぐに見て、楽しそうに「旅行に行ったの」などという話もしてくれました。

後は日常生活の中で自分で目の状態に対応するようにして、それからはとくに治療も必要なく、毎日を楽しく過ごしているそうです。

じつはうつで治療を受けている方のお薬の副作用に、目の不調「ドライアイ」があります。

たとえばあなたが三環系《さんかんけい》抗うつ薬・四環系《よんかんけい》抗うつ薬を飲んでいる場合、抗コリン作用という効果のために、ドライアイがひどくなることがあります。

また、その他にも睡眠導入剤を使っていると、ドライアイが引き起こされてしまうことがあります。

多くの薬が目の不調をきたすので、あなたの薬も一度はネットで調べるなどして、チェックしておくと安心です。

Eさんのように、目の不調を抱えて「うつ」とされた方は、もともと目が不調なのに、お薬のせいで目の調子がさらに悪くなってしまいます。

ですから仮にお薬で心がよくなっても、結果として「あまりよくなった気がしない」という方も多いのです。

もちろん心の病気がある場合は、専門医で診てもらうことは必要です。けれどもそのとき、じつは目の不調なのかもしれないと考えることも忘れてはいけません。

目の不調によってうつうつとしたりイライラしてしまう場合は、お薬を飲むだけで改善することはできません。

目は心を大きく映し出してくれます。**目は心の鏡**なのです。

その目を整えることで、同時に心も整えることができるのです。

猫背になる！　腰痛になる！

目の不調がよくなると、姿勢もよくなり、若返ります。

それはなぜでしょうか？

パソコンやテレビ、本を見ているとき、目の不調があると、ついつい猫背になってしまいます。

そこで「もっと離れたほうがよい」「猫背を治しなさい」といわれても、見えにくくなるからできません。

もちろん、なんとなくクセや筋力低下で猫背になっている人もいるでしょうが、その場合は意識して背を伸ばせば、猫背は治るはずです。


現代型不調は「まったく見えない」わけではなく「見にくい」だけなので、姿勢をよくして見るモノから遠くなっても、「見えないな」とはハッキリとは感じません。

だからこそ、目の不調により姿勢が悪くなっているということに気づかないのです。

よく見えるようになれば、猫背で目を近づけてみる必要性が減ってきます。

本来は人の体は、姿勢をよくしたほうがラクなものです。

無理にがんばって姿勢をよくしようとするより、目をよくして自然と姿勢がよくなるほうが望ましいと思いませんか？

姿勢が自然とよくなると、腰痛も改善することが多いです。これは無理な体勢をしていたり、見えづらいモノを見ようとして腰を曲げているために、腰痛になっているという人が多いからです。

実際わたしも、現代型不調を改善するまでは腰痛に悩まされていました。けれども今では腰痛を感じることはほとんどありません。

「第一印象、人間関係」で勘違いされる恐れも!

目をよくすると、目がパッチリとして輝きが増し、第一印象がよくなるのはもちろん、人間関係もよくなります。

街中で友達に会ったのに、無視された経験はないでしょうか?

じつは**現代型不調から、ついつい相手を無視してしまっていることがある**のです。

60代の女性Fさんは、「この前信号待ちしているときに、お友達に手を振られたらしいの。でもそのとき、わたしは気づかなくて。お友達に無視されたんじゃないかしらって思われたみたい」と話していました。

また、「手を振ってもらったんだけれども、誰かわからなくて、どう反応していいかわからなかった」ということもあったそうです。

Fさんはかなり気さくな方で、自分が不調を抱え、多少見にくいということを普段からお友達に伝えていたそうです。ですからお友達は「無視されたけど、そういえば見にくいっていっていたから、それかしら？」と思って話してくれたようです。もしお友達が、Fさんが不調を抱えていることを知らなければ「あの人はわたしを無視した」と思ってしまうでしょう。

目の調子が悪いと、当たり前ですが相手を認識する能力が落ちます。

仮に誰かが手を振っているのがわかったとしても、遠くで誰だかわからないと対応にも困ります。

お友達であったら親しげに対応したほうがいいでしょうが、恩師や職場の人、目上の人だったりしたら、あまりに親しげな態度をとるのは失礼にあたります。かといって、丁寧にお辞儀をしたら親友で「なんかよそよそしいわね」と思われてしまいそうです。

実際Fさんも、不調を改善すると、体調がよくなっただけでなく「信号の向こうにいるお友達がわかるようになってよかった」と喜んでくれました。

また、目の不調でしかめっ面をしてしまうと、自分から間違った印象を相手に与えてしまうことがあります。

コミュニケーションというは、言葉の内容だけでなく、相手のしぐさ・顔つきが重要です。

たとえば家族が食事を用意してくれたときに、あなたがなかなか食べないでいるとしましょう。

そこで、つくった家族が笑顔で「いいから、早く食べて」といったときと、怒った顔で「いいから、早く食べて」といったときでは、同じ言葉なのに受ける印象がまったく違いますよね。

目が見えにくいと、目を細めてみたり眉をしかめたりしてしまいます。そうすると自分としては怒った顔をしたつもりはなくても、そう思われてしまうのです。

さらに目の不調を治すと、きれいになり目が輝いて見えます。

目というのは、よく少女漫画などでキラキラ輝いているように描かれています。普段の生活でも、きれいではつらつとした人の目は、輝いていると感じませんか？

じつはこれは事実なのです。

涙の状態が整うと、目の表面にきれいな膜が１枚張ります。そうすると、入ってきた光をきれいに反射して見せてくれます。つまり、本当にキラキラしているように見えるのです。

そのため、この人は明るい人だな、と周りは感じるのです。

老ける！　――「目の周りのシワ」「充血」「クマ」

目の不調をよくすることで、見た目も若返ってきます。

もちろん姿勢がよくなって若々しく見えるという面もありますが、それだけではありません。

年齢を感じるもののひとつに、シワがあります。

あなたも、目の周りのシワが気になったことはないでしょうか。また、クマができやすくなり、目が充血してしまうという経験はないでしょうか。

これは、若いときに比べて目の血流が悪くなることが影響しています。

ですから、**目の不調を治すと、自然と目の血流はよくなってきます。**

すると、いつのまにかシワができにくくなり、クマもとれてくるのです。

30代女性のGさんは体の疲れが強く、そして目の充血もひどくて、年齢よりも上に見られていました。充血のとれる目薬をさすと、一時的にはよくなるのですが、しばらくするとまた充血してしまいます。これではきりがありません。

そこで、わたしの「魔法の眼トレ」をしてもらい、日常生活の改善にも取り組んでもらいました。

具体的にはホットアイ、目のきわシャンプー、まぶたのマッサージ（後述します）をしてもらいました。その他に部屋の湿度を保つようにして、パソコンをするときはまばたきを意識してするように、ともいいました。

すると、まずは目や脳の疲れなどがとれてきました。その後、目の周りのシワや、クマがとれてきました。そして充血してしまいがちな目も気にならなくなってきました。

Gさんは、それまでは前髪をおろしてあまり目を見られないようにしていたそうですが、現在は前髪を上げておでこを出し、明るくしています。

■女性の9割は、目のお化粧が残っている

化粧品も、現代のモノはいいモノになってきました。

昔の化粧品は、ファンデーションも粉がふくようになるモノばかりでしたが、現在

のモノはしっとりと肌になじむと聞きます。

その一方で、化粧品の化学的成分により炎症を起こしやすくなり、まぶたにまでダメージが与えられていると考えられます。

また、本来だったらなかなかとれない油分が、化粧落としで落ちやすくなりました。しかしそのために、化粧品や化粧落としが目に入ると、目の表面の油までとって流れていってしまうということが起こっています。

女性のみなさんは「わたしは化粧品が目に入ることはまずない。たまに入って目が痛くなることがあるが、そんなことは稀《まれ》だ」と思っているかもしれません。

けれども、それは気づいていないだけなのです。

化粧している目をわたしが診てみると、目の表面に化粧品のカスがついているということがよくあります。これは、お化粧の薄い方でもそうです。

これが、目にダメージを与えているのです。

化粧品はどうしても目に少しは入ってしまいますから、刺激の少ないモノにしてお

きましょう。

たとえば、アイライナーならリキッドよりペンシルにするなど、界面活性剤《かいめんかっせいざい》が少ないモノのほうがいいでしょう。

アイラインやアイシャドー、マスカラなどのアイメイクは、目のきわに施されるため、目の「マイボーム腺《せん》」という大事なところが炎症を起こしてしまいます。

そして、これらは化粧を落としてもとくに残りやすいのです。

後述しますが、涙は水と油でつくられていて、その油を分泌するところがマイボーム腺です。ここにアイラインやアイシャドーがつくと、見えない炎症を引き起こしてしまいます。すると、まぶたがはれぼったくなったりします。そして油の分泌が悪くなり、涙の質が低下するのです。

どうしてもアイメイクしたい！　という場合でも、せめてしっかりと落とすために目のきわシャンプーをしましょう。目がぱっちりとしてきます（この方法は１４９ページで詳しくお話しします）。

近視や老眼は「毛様体筋」の疲労が原因！

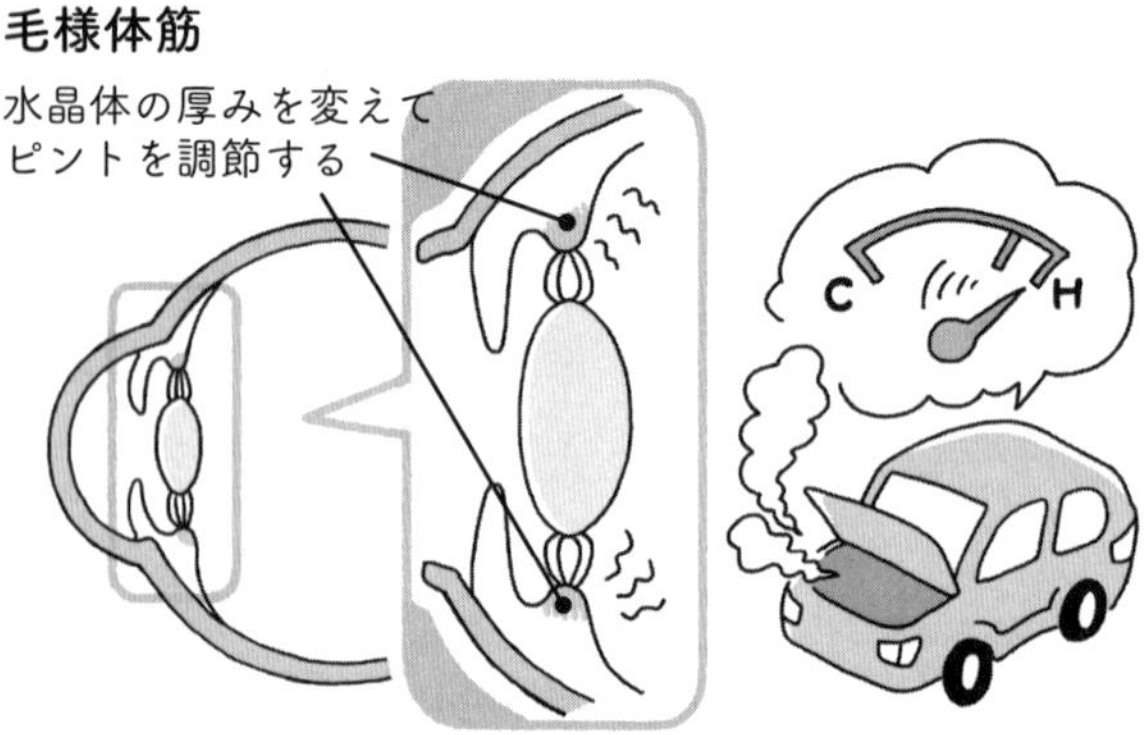
毛様体筋
水晶体の厚みを変えて
ピントを調節する
C
H

近くを見てばかりいると毛様体筋が疲労して車のようにオーバーヒートを起こし、凝り固まってしまう！

「近視、老眼、眼精疲労」は、目の筋肉疲労からくる

現代は近視、老眼、眼精疲労が増えています。

当たり前ですが現代型不調、つまり目の不調をよくすれば近視が改善し、眼精疲労が起きにくくなり、老眼も感じにくくなるのです。

近視というのは、手元は見えるけれども遠くが見えないことです。

この原因のひとつとして、目のレンズの毛様体筋《もうようたいきん》という筋肉があります。この筋肉を薄くさせると遠くが見え、厚くさ

せると近くが見えます。

人間の目は、普通にしていると1メートルくらい先が見えるようになっています。

昔であれば外で遠くを見て過ごし、家に帰ってきたときだけ近くを見ていました。

けれども現代は、いつでもかなり近くでモノを見ることが非常に多くなりました。

ですから、手元の見すぎによって筋肉が凝り固まり、そのまま維持されると近視になります。

学校の休み時間も昔は外で遊んだものですが、今では外で遊ばない子どもが多くなりました。

実際に、**ある研究では昼休みに外で遊んでいる子は、そうでない子に比べて近視になりにくい**ということもわかっています。

一方で老眼は、遠くは見えるけれども手元が見えないということです。

これも原因は毛様体筋です。近くを見すぎていると、だんだんと筋肉が疲労して悪くなり、凝り固まってしまいます。結果としてレンズを厚くさせにくくなり、老眼になってしまうのです。

昔は加齢だけで老眼になっていましたが、現在は手元の見すぎで筋肉が疲労して老眼になるということが起こっています。

毛様体筋はとても小さい筋肉です。

そのため、足や手の筋肉のように筋肉痛になったりはしませんので、なかなかその不調に気づきません。

「認知症、寝たきり」も目の不調から!

目が見えにくくなると、認知症や寝たきりになりやすく、事故も起こしやすくなります。

具体的には、視力が悪いと認知症になる確率が2・4倍になると考えられています。

認知症とは脳の機能障害によって、記憶、思考、学習、計算、理解などに障害をきたして、日常生活に支障が出ることをいいます。ですから仮に多少記憶力が悪くても、日常生活に問題がなければそれでいいのです。

しかし、目が悪いとコーヒーを見ているのにコーヒーなのか水なのか、汚水なのかわからない、という日常的な問題が出てきます。

そして、目が悪いとモノを認知するための視覚情報量が低下します。

すると、脳に与えられる刺激の量も少なくなります。

それまでは本を読んで、テレビを見て、友達と話をして、多くの刺激を受けていたものが、目が見えにくくなると本もあまり読まなくなり、テレビもあまり見なくなる、友達とも会わなくなってしまいます。

つまり、**脳への刺激量が低下するので、認知症になりやすくなる**のです。

ですが、じつはそれだけではありません。目の不調があると、なんと認知症と勘違いされてしまうことがあるのです。

■認知症かと思ったら、白内障だった!

Hさんは税理士としてバリバリと働き、一家の大黒柱として長く家庭を支えてきました。しつけなど、かなり厳しいお父さんだったそうです。

子どもは3人いて、すでに自立しています。真ん中の娘は近くに住んでいますが、上と下の息子たちは、実家から離れて暮らしていました。

あるときからHさんの奥さんから、「お父さんの様子がおかしい」と娘さんに相談がありました。

娘さんが行っても、Hさんはあまり反応がありません。声をかけるとやっと多少反応するというぐらいで、なかなか話してくれないのです。

洋服も前はきっちりと着て、洗濯物もきちんとたたんでいないとダメなタイプでした。けれども、着ている洋服のボタンがずれているのです。

食事も奥さんに介助されながら、なんとか食べている状態でした。

娘さんは「とうとうきたか」と思ったそうです。おそらく認知症だろうと、娘さんと奥さんで、つきっきりで介助するようになりました。

そのうち症状がひどくなりましたが、娘さんには「あれ、あんまり目が見えてないのかな」と感じることがあったそうです。

そこで眼科で診てもらうと、Hさんは白内障《はくないしょう》でした。治療を受け、いろいろと改善すると、普通にその日から自分で食べて、よく話すようになりました。

じつは「認知症ではなくて、ただ目が悪かった」というだけだったのです。

このように目が見えないと、認知症と同じように感じてしまうことがあります。

高齢の方にとって、目の不調をよくしておくことが、認知症や認知症に似た症状を遠ざけ、そして認知症を少しでも進行させないためには大切なことなのです。

■寝たきりの原因、骨折を避けるためにも目は重要

高齢の方がもうひとつ避けたいのは、寝たきりになることです。

寝たきりは、骨折がきっかけになることがよくあります。

とくに怖いのが、大腿骨頸部骨折《だいたいこっけいぶこっせつ》というものです。要は足の付け根を骨折するということなのですが、そうなると歩くことができません。そのため人工関節にすることもあります。

最近の米国の研究者による調査では、目が見えにくいと、大腿骨頸部骨折が16％増えることがわかっています。見えにくさが重症の場合はさらに増えて23％です。

骨折になりやすいのは筋力や骨密度の低下だけではなく、目がよく見えなくて足下にあるモノにつまずいてしまったり、ちょっとした段差に気づかないということも一因です。

また、階段などが思っていたところと違って、踏み外してしまうことなどもあります。

ちょっとくじいた、足をぶつけた、という骨折まではいかない日常生活での足の不調であっても、イヤなものです。

寝たきりにつながる骨折は、いうまでもありません。

それらを避けるためにも、目をよくしましょう。

高齢者の交通事故の原因は、認知症だけじゃない

警察庁の平成27年の発表によると、交通事故による負傷者は年間66万６０２３人、死者数は４８５９人です。

一方、厚生労働省の平成26年の人口動態統計によると、喉頭《こうとう》がんの死者数は９７８人、皮膚がんの死者数が１６５７人です。つまり、交通事故で亡くなる人は、これよりはるかに多いのです。決して他人事ではありません。

そして、最近は60代以上が起こす事故が多くなっています。

高齢者の事故というと、認知症が原因だろうと思うかもしれませんが、それだけではありません。

「車の免許はちゃんと視力を測るから、目は大丈夫なのでは？」

そうも思うかもしれません。

じつは視力がよくてもそれだけではダメで、**運転には目でモノを認識する能力のほうが大切であることがわかっています。**

ある交通事故の統計では、視力がいい人と悪い人では事故の確率はそれほど変わらなかったのに、モノを認識できる範囲が狭くなると事故が増えることがわかっています。

視力が1・0あっても、目が乾いてしまい前をまっすぐ見て運転するのも大変な人がいます。一方で視力が0・7でも、現代型不調がなく快調に運転できる人がいます。

現代型不調、つまり目の不調による事故というのは、飲酒をしたとか、不注意だったということがなくても起こってしまうから怖いものです。一生懸命運転しているつもりなのに、ふと見えなくなり、事故を起こしてしまうのです。

たとえば、あなたが買い物に行くため、車を運転したとします。慣れた道ですし、間違うことはありません。けれどもそこに人が飛び出してきました。

不調を抱えない頃であれば、それを見ることができて対応できたでしょう。けれども不調を抱えていると、目の見えにくさや脳の疲労によって対応できず、事故を引き起こしてしまうのです。

あなたも「そういえば最近駐車するときにこするな」とか「そういえば人が出てき

たときに気づくのが遅くなった」ということがないでしょうか。

たとえ車を運転しなくても、注意は必要です。

たとえば自転車の事故は、年間9万8700件起きていて、死者数は760人にものぼります（平成27年警察庁発表）。

実際に人を巻き込んでしまっている事故は、2506件です。ニュースではそこまで問題視されていませんが、自転車でも大きな事故になるのです。

巻き込まれるのは、多くは高齢者や子どもなどです。ぜひ事故を防ぎましょう。

なお、目でモノを認識する能力を鍛えるには「目の6本の筋肉をほぐす体操」（144ページ）がオススメです。

■車のエアコンに要注意！

車を日常的に通勤で使っている、仕事で使っている、という方もいます。

そんなとき、車のエアコン通気口は、自分の顔の方向に設定されているのではないでしょうか？

するど、顔に風が来てしまいます。家庭のエアコンより近く、強い風なので目へのダメージは大きくなります。

日常的に使っているとそれが当たり前になって、エアコンなど意識していないという方もいます。わたしが「車のエアコンはどうしていますか？」と聞くと、ようやく「そういえば」と気づくのです。

そもそも、まばたきも車では少なくなっています。運転時は、より一生懸命前を見ようとするためです。

そのため、運転する際には、顔まわりには直接風を当てないようにエアコンの方向を変える、または自分のほうに向かうエアコン通気口は使わないようにするということが大切になります。

一方で電車やバス、人の車に乗るときは、このような対処はできません。

もちろん自分で運転しているときに比べると、エアコンの風が直接目に当たる確率は少なくなりますが、当たってしまうこともあります。

その場合は、なるべく風が当たりにくい場所にいるようにしましょう。

それも難しい場合は、なるべくエアコンからの風を背に受けるようにしましょう。

通勤に1時間かかるなら、毎日2時間は、目がその風を受けることになります。

ちょっとしたことと思うかもしれませんが、こういったことが少しずつ蓄積され、大きなダメージとなって目を襲ってくるのです。

女性に多いつらい症状「冷え性、更年期障害」

まぶたの血流というのは重要です。そしてこの血流が悪いのが「目の冷え性」といえます。

目の冷え性がある方は全身の冷え性になりやすく、全身の冷え性がある方は、目の冷え性にもなりやすいです。

つまり、まぶたのところの血流が悪いために、結果として全身が冷えてしまうのです。

血液というのは温かいので、血流があるところは温かく赤く、血流がないところは冷たく白くなります。

通常、目の周りには血がとても多く流れています。

眼科では、まぶたを上げる眼瞼下垂《がんけんかすい》（136ページ）の手術をすることがあり、わたし自身も多くの患者さんにその手術を行っています。そのとき、まぶたを切ると血流が多いのがわかります。

そしてこの「目の冷え性」は、女性にとくに起こりやすいのです。手足の冷え性と一緒ですね。

これは、ホルモンの影響ともいわれています。

また現代型不調は、更年期障害《こうねんきしょうがい》によく似た症状があります。頭痛や肩こり、イライラといった症状です。

一方で、目の状態がちょうどその年齢で悪くなりやすいので、更年期障害と勘違いしてしまうことも多いのです。

Iさんは女性で冷え性があり、50歳を超えたあたりから不調を感じるようになってきました。

イライラしたり目が見にくくなったり、頭痛がしたりと、症状は日によってまちまちです。年齢のこともあり「更年期でしょ」と家族にいわれ、自分でもそういうものかと思って我慢していました。

しかし一向によくなりません。そこで彼女に現代型不調を治す方法を行ってもらいました。そうするとかなり症状は改善しました。

イライラも減り、視力も回復し、頭痛も減ってきたのです。

Iさんは「あのまま更年期だと思って我慢していたら……と思うと怖いですね」とおっしゃっていました。

このような不調が起きる大きな原因に**「自律神経」**があります。

先にも説明しましたが、自律神経とは血流や代謝などを調節する神経です。

自律神経は体温調節も行っているので、バランスがくずれると体温調節がおかしくなり、イライラや頭痛なども起きてきます。

つまり、更年期障害に近い症状が出てくるのです。また、更年期障害そのものも悪化します。

パームアイ（１０９ページ）などで目を定期的に温めると、冷え性の予防となり、こうした症状を改善することができます。

じつは知られていない！　あなたの子どもや孫の不調も目からきている

なんと**中高年だけではなく、最近では若い人や子どもにも老眼の症状が出ることが増えています。**

「スマホ老眼」といって、多くのメディアでも取り上げられています。

これは、スマホやゲーム機などの画面を長時間見て目を酷使することで、まるで老眼のような症状が出てしまうことです。

これは、対処をすれば治る可能性が高いものです。

にもかかわらず学校でも病院でも検査されず、見逃されていることが多いのが現状です。

老眼のような状態なのに、その子自身がそのことに気づかない。授業中、教科書を見ても、ぼやけて見えない。だからついつい友達と遊びたくなる。見えないのに先生に「しっかりノートに書きなさい」といわれて、イライラする……。

結果として「落ち着きのない子」「勉強に不向き」という間違ったレッテルを張られて、過ごしていくことになります。

人によっては特別学級を進められることもあるほどです。

■勉強ができなくなった、ゲーム好きの男の子が復活

Jくんは男の子で、とても元気な小学生でした。外で遊ぶこともありますが、携帯

型ゲームをするのが大好きです。

１年生の頃は何事もなかったのですが、２、３年生となるにつれて学校での落ち着きがなくなってきました。

学校の先生からも「この子はＡＤＨＤ《エーディーエイチディー》なんじゃないか？」といわれました。ＡＤＨＤというのは注《ちゅう》意《い》欠陥《けっかん》性《せい》多《た》動障害《どうしょうがい》といって、行動障害の一種です。

しかし、小児科などで診てもらっても、とくに問題ありません。学校の視力検査でもいつもＡで問題はありませんでした。

ちょうどＪくんのおばあさまが、わたしの患者さんでした。おばあさまも現代型不調を抱え、白内障もあったのでわたしが治療をしたところ改善し、喜んでいたのです。

そこで、おばあさまは「もしかしたら、孫は自分と同じ状態になっているのかもしれない」と気づいたそうです。

そして、おばあさまがＪくんを外来に連れてきてくれました。すごく落ち着きがない、と聞いていたので検査ができるか不安でしたが、問題なく検査できました。

視力検査ではバッチリ見えています。問診もすっと答えますし、同年代の子の中でも非常に検査がしやすいといってもいい子です。しかし、その後近くの視力を測ると、思いのほか見えていませんでした。

これこそが、お子さんに起こる現代型不調でした。

Jくんは手元が見にくくなっていたのです。

おばあさまは、「でもゲームはよくしていますよ」といいます。しかし、ゲームの場合は、さほど細かく見なくても、結構できてしまうものです。本人に聞いてみると、やはりゲームの中でも、シューティングゲームやパズルというような、とっさの判断が必要なモノはあまり好きではないということでした。

「ゲームをやめさせればいいのですか?」と心配そうにおばあさまはいいます。

そこでわたしは「やめさせようとすると、大体やめられないものですよ。まずは一緒に外で遊んで、他の遊びを積極的に教えて楽しませてあげてください。そのうえでケアをしていきましょう」といい、外来に定期的に通ってもらうことになりました。

その後、Jくんは夏休みに笑顔で来てくれました。お母さまも一緒です。

検査が終わって、Jくんが廊下で笑いながら妹と遊んでいるときに、お母さまが話してくれました。

「授業にすごく集中できるようになったみたいで、通信簿にもよいことが書いてありました。学校の先生にも会ったんですが、以前は『以前はこの子はひどい子だ』とかいっていたのに、今では『いい子で勉強ができる』なんていうんですよ。勝手なものですよね」

おばあさまもお母さまも泣いていました。

「ありがとうございます。あのままだったらどうなっちゃったのかしらって思って。うちではいい子でわたしに優しくしてくれるのに、そんなふうにいわれちゃって。もしこのことを知らなかったら、わたしも特別学級がいいかなとか、学校なんて行かせなくてもいいかとか、ずっと悩んでいたでしょう。この子の親は共働きで、なかなか見てあげられないこともあって、自分のせいなのかもしれないとずっと悩んでいて、仕事を辞めることまで考えていたんです」

おばあさまは、そう語ってくれました。

こんなことが現代型不調では起こってしまうのです。

ここではスマホ老眼を例に挙げましたが、**ドライアイや近眼も、子どもに増加しています。**

米国では、スマホを長時間使い、屋外で過ごす機会が少ない子どもたちにドライアイが頻繁に見受けられることが報告されています。

残念ながらこの不調のことを知っている人は非常に少ないです。子どもの「近見《きんけん》（30センチくらい先）視力不調問題」は専門家の間では指摘されていますが、社会はなかなか動こうとしません。

ドライアイの問診と近くの視力を測るだけでチェックは可能なので、本当はぜひ学校でも実施してほしいのです。

家庭では、子どもがゲーム機やスマホを使う場合は、1日60〜90分までとし、長時間はさせないようにしましょう。また、手元のゲームや動画に夢中になっているときに、親が話しかけるなどして、ときどき目をそらすようにさせてください。

電子書籍、スマホの怖さはここにある

iPhone《アイフォーン》やiPad《アイパッド》などを作ったスティーブ・ジョブズは、自分の子どもにはそれらを触らせなかったといわれています。

そのぐらい、電子機器のダメージというのは怖さを知っている人の中では常識です。

とはいえ、今後は電子教材や電子教科書が普及していくでしょう。

では、それらは安全なのでしょうか？

少なくとも直ちに問題はない、ということはいえます。

なぜなら、**現代型不調は徐々に進んでいく**からです。

1カ月確認しただけでは異常がない、だからいいでしょうと、使われはじめていくことになるでしょう。そうすると1年、2年と使用が続くにつれ、不調を訴える子が増える可能性があります。

けれども現在のところ、そういう子がいるかいないかをチェックする機能がなく、そういう子が増えているのかどうかさえ、国は確認しようとしていません。

そのため、もし電子教材などが普及しても、「そういう子は例外で大勢に影響はない」として扱われる可能性が極めて高いです。

では具体的にどういう不調が出やすいのでしょうか？

子どもに起きやすい不調としては、先ほどの「スマホ老眼」などの目の不調以外に、「集中力の低下」「イライラする」「頭痛がする」「肩こりがする」「睡眠時間がおかしくなる」などがあります。

そう聞いてどう思うでしょうか？　あなたが子どもの頃、肩こりの子どもが周りにたくさんいたでしょうか？　おそらくいなかったでしょう。けれども今は多くの子どもが肩こりを抱えています。

にもかかわらず「なんとなくの不調」であるために、政府も医者も守ってくれません。

そんなことではイライラだってしてしまいます。イライラする理由としては、自律神経の乱れもあります。先にも説明しましたが、近くのモノを見ると副交感神経が働くのに、発光するスマホなどを見るため、交感神経も働こうとする。そうするとアンバランスとなり自律神経が乱れてしまうのです。

もしあなたのお子さんやお孫さんがそうなったらどうでしょうか？　社会全体が発展するためには仕方がないことだ、と納得できるでしょうか？

あなたの家族が犠牲にならないためには、あなたが家族を守るしかありません。

最初はこの話を聞いても、家族の方も「何いってるの？　だって今は何ともないし」というと思います。

けれども、現代型不調の種は、すでにまかれているのです。

あなたの友達や両親、親戚は、すでに現代型不調になっているかもしれません。でも本人たちは「なんとなく変だな」という程度にしか考えていないでしょう。

だからこそ、あなたが定期的に教えてあげるしかないのです。

3章

1日5分で改善する「魔法の眼《がん》トレ」

それだけで効果絶大の1日5分「魔法の眼トレ」

では「魔法の眼《がん》トレ」を説明しましょう。

実際に多くの人に実感してもらっていて、1日5分もあればできる本当に簡単な方法です。

基本は「パームアイ、目のストレッチ、癒しの呼吸」の3つです。

このうちひとつだけ行っていただいてもよいですし、どの順番で行っていただいてもかまいません。

どの方法もやるだけで気持ちよく、落ち着く方法です。

逆にいうと、これらを行ってもイライラして調子が悪い場合は、やり方を間違えていることもあるので、よく確認してください。

魔法の眼トレ① 道具なしでまぶたを温める「パームアイ」

効能：ドライアイの改善、眼精疲労、目を輝かせる、頭痛、肩こり、仕事や勉強の効率アップ、アンチエイジング、更年期障害のような症状

やり方：目を閉じ、両手のひらをこすって温かくします。だいたい10回ぐらいこするのが目安です。

そして閉じた目を包み込むようにして、手で覆います。温めた手が冷えてきたなと感じるまで行います（30秒～1分）。それを5回くり返します。

注意点：気温が高いときなどは、手をこするのをやめて軽く包み込むだけにします。また、目を押すように手をあてるのではなくて、包み込むように手を添えましょう。手をこするときもリラックスしてこすり、必死になってこすって、興奮しないようにしましょう。

また、現在結膜炎《けつまくえん》といわれている人、アレルギーでまぶたが腫《は》れている、充血がひどいときなどは控えてください。

魔法の眼トレ① パームアイ

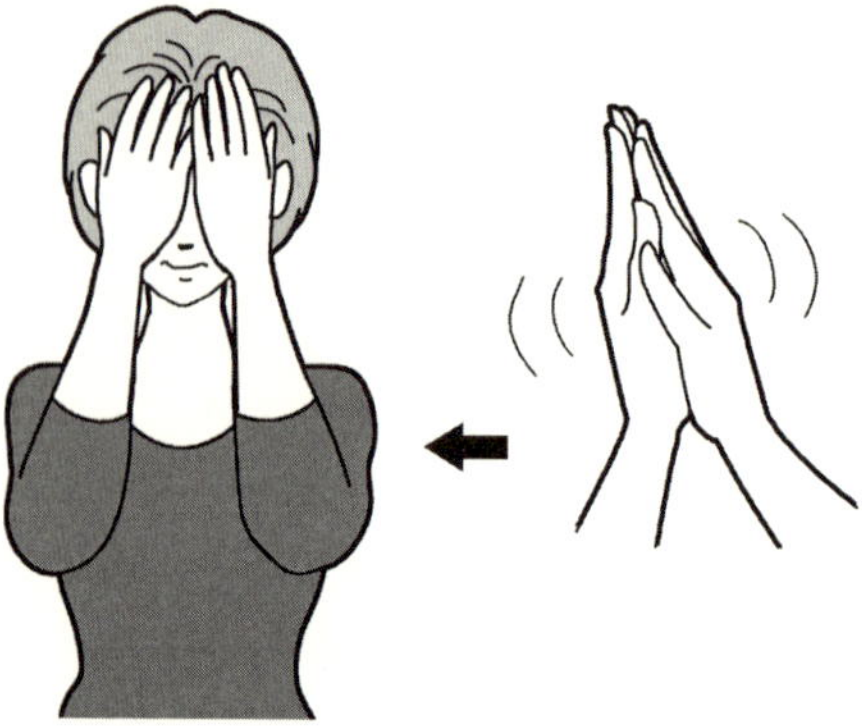

両手のひらを10回ぐらいこすり合わせて温め、閉じた目の上に30秒から1分のせる。これを5回くり返す。

やるタイミング：パソコンや読書などの作業をしていて疲れたときに行いましょう。職場の昼休みなどにもオススメです。とくに何もないときは、お昼と夜に1セットずつ行うのがよいでしょう。寝る前に行うと、ゆっくりと睡眠をとりやすくなります。

なぜ効果的なのか：目とまぶたの血流をよくします。血流がよくなると目の老廃物が流れていきやすくなり、不調が治ります。

また、まぶたの詰まった油が溶けるため、目の乾きを改善するのにも非常に効果があります。

道具を使うバージョン■タオルを使う「ホットアイ」

このタオルを使う方法であるホットアイは、パームアイより効果的です。実際に多くの最新の医学研究でこの方法が報告されています。

タオルを使わなくてはならないため道具いらずのパームアイを先にご紹介しましたが、原理は同じです。

やり方：タオルを2本用意し、軽く水で濡らして絞ります。水がしたたり落ちない程度の湿り具合がベストです。次にそのタオルを電子レンジに入れて温めます。600ワットで40秒程度が目安です。

手で熱すぎないことを確かめてから、そのタオルを目をつぶったまぶたの上に置きます。こうすることでまぶたが温まり、血流がよくなってきます。

1本目のタオルが冷えてきたら、2本目のタオルと交換して、一定の温度を保っていきます。タオルを2本使うことで温め時間が長くなるので、より効果的です。

お風呂に入ったとき、この方法を行うこともできます。

ホットアイ

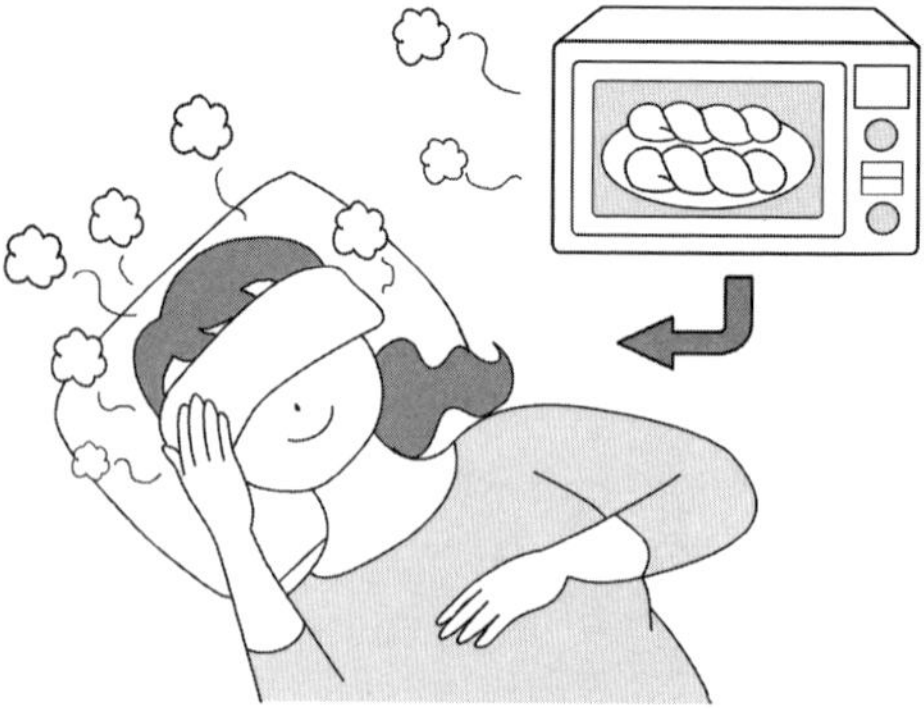

軽く濡らしたタオルを電子レンジで温め、閉じた目の上にのせる。1本目のタオルが冷えたら2本目と交換。

その場合は、お風呂のお湯でタオルを絞って、目の上に置くのです。これならば手間も省けるしカンタンです。

お風呂で疲れをとりたいときには、さらにリラックスできるでしょう。

やるタイミング：ホットアイは、1日2回、各5分やるのがベストです。お風呂でやる場合や、忙しいときは1日1回、5分でもかまいません。

わたしの場合は忙しくて1日1回しかできていませんが、それでも効果的です。

注意点：パームアイと同じく、結膜炎の人、アレルギーでまぶたが腫れている、充血がひどいときなどは控えましょう。

目の冷え症で、目は乾く

「パームアイ」「ホットアイ」がどうして効果的なのか、もう少し具体的に説明します。

前述したように目というのはむき出しなのですが、涙を絶えず出すことで、目の表面を守っています。

泣いてないときにも涙が出ていることは実感できないかもしれませんが、わたしたちはいつも涙が少しずつ出ているのです。

涙というのは、いわば目についている透明な皮膚です。

この透明な皮膚である涙は、水分だけでできていると思われがちですが、じつは水と油からつくられています。

皮膚も水分の上に油分がありますよね。ですから、化粧水をつけた後にクリームなどを使って保湿をしているわけです。

目も同じことなのです。

■あなたのまぶたの油は固まっている！

目の油は、まぶたのマイボーム腺《せん》という油の腺から分泌されています。

この油の腺は、まぶたの上下に無数についています。そこからジワリと油が分泌されて水の上に薄い膜を張ってくれます。これも涙なのです。

そうなることで目がよく見えるし、目に傷がつきにくくなります。**この油がなければ、どんなに涙がたくさん出ていてもすぐに蒸発して乾いてしまうため、見にくくなるだけでなく目に傷がついてしまいます。**

現代人は、自律神経の乱れや運動不足などで体温調節力が弱く、また冷え性で末端の血流が悪い人が多いです。

夏のエアコンもそれに拍車をかけます。

まぶたもある意味末端であり、2章でも述べたような、目の冷え性といえる現象が起きてしまいます。

まぶたが冷えると油が固まってしまい、涙がうまく分泌されず目を守ってくれませ

涙の層

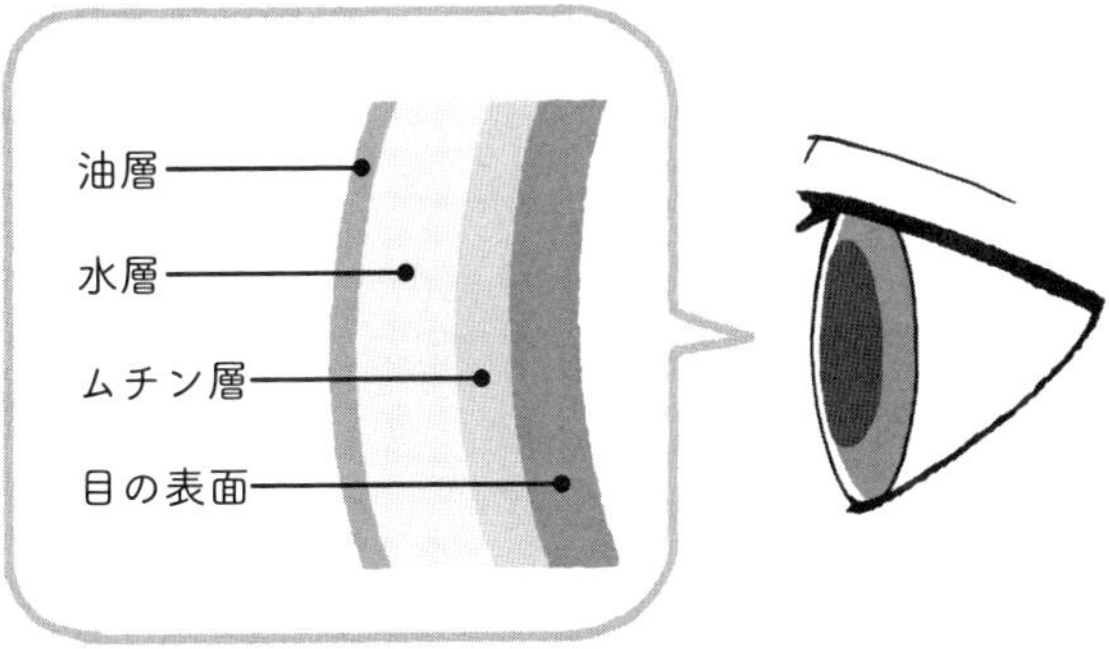

目の表面には水と油による「涙の層」があり、それによって目の表面は守られている。

油がたまるとこうなる！

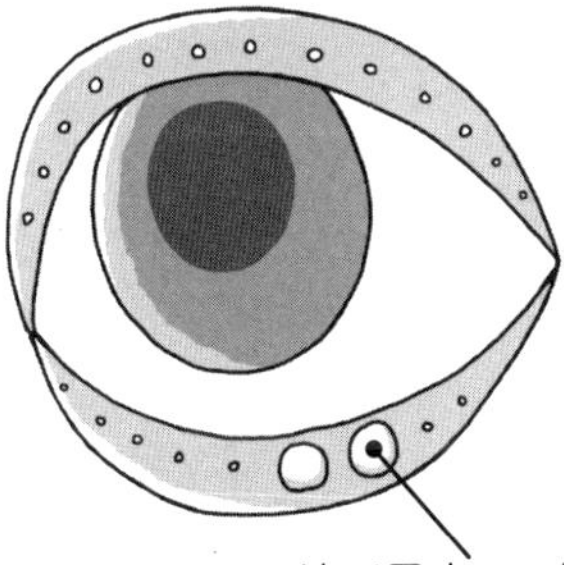

まぶたが冷えると油は詰まって固まってしまい、ドライアイの原因に！

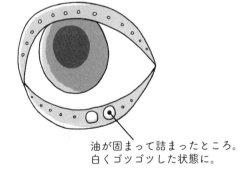

ん。油は冷えると固まりやすいからです。

涙が足りないというと「量」が足りないと思いがちですが、じつは「質」が問題なことが多いのです。

たとえ涙の量が多くても、その油分が足りなければ目は疲れてしまいます。

自分の目の油が固まっているかどうかはなかなかわかりにくいですが、鏡を見て目のふちの油の腺が詰まっているか確かめることで、チェックできます。

また、まぶたを触ってゴツゴツするモノがないか確認することでもチェックできます。

目が乾いたり調子が悪いときは、油が固まっていると考えてよいでしょう。

定期的に血流をよくして油を溶けやすくし、分泌をうながしてあげるのに効果的なのが、この「パームアイ」、そして「ホットアイ」なのです。

魔法の眼トレ② 目のストレッチ

効能：老眼や近視の改善、眼精疲労、目の認知機能を上げてよく見えるようにする、目を酷使した後のリラックス

やり方：２メートル以上遠くを10秒眺めます。次に手元30～40センチ程度を10秒眺めます。これを10回くり返します。まばたきは自然に行ってください。

※遠くを見るというと、外の空や林を見なければいけないというイメージがあるかもしれませんが、室内の壁やテレビでも結構です。緑色を見ると目によいというのは迷信です。

１メートル以上遠くであればいいのですが、１メートルだとギリギリになりやすいので、２メートルを指標にしました。「テレビを見るのは目に悪いでしょ？」という方もいますが、テレビでも何でも、要は２メートル以上遠くであればいいのです。

手元は本でも指でも、自分の見やすいモノにしましょう。ただしパソコンやスマホは、目が休まらないのでＮＧです。

魔法の眼トレ②　目のストレッチ

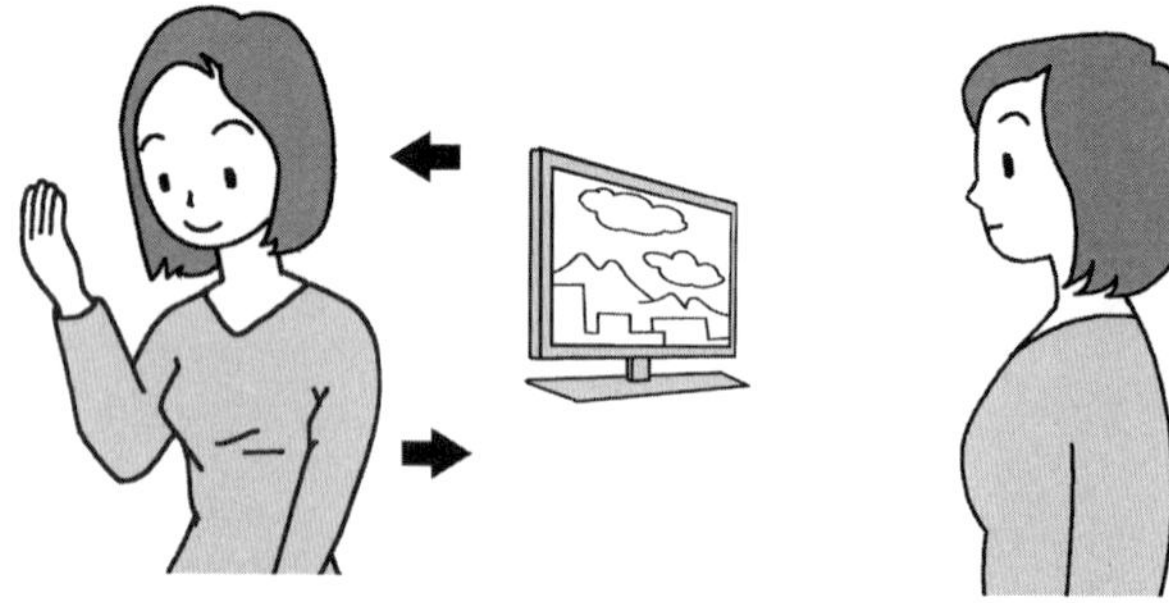

2メートル以上遠くを10秒眺めてから、 手元30〜40センチを10秒眺める。これを10回くり返す。

わたしの場合はやはりテレビを見て、指先を見るというのが、とても簡単なので気に入っています。

やるタイミング：1日に1セットは行いましょう。

朝でも夕方でもとくに時間指定はありません。

タイミングとして一番自然なのは、テレビなどを見ているときでしょう。

それ以外には、電車に乗っていて外の風景を見ているときがやりやすいでしょう。

車でもやりやすいですが、運転中は危険なのでやらないでください。

なぜ効果的なのか：わたしたちは近くだけを見るというように、固定したところばかりを見がちですが、それは本来は不自然なことです。

ずっと一定のところを見ているというのは、たとえば腰を曲げたままずっとその位置をキープするようなものです。そうなると腰はそこで凝り固まってしまい、痛くなってきます。

同じように、目というのも一定のところを見続けると、先述したように毛様体筋《もうようたいきん》という筋肉が凝り固まってしまい、老眼や眼精疲労を引き起こしてしまうのです。

この方法で遠くや近くを意図的に交互に見ることで、毛様体筋をストレッチすることができます。そうするとスムーズに目のピント調節ができるようになり、よく見えるようになりますし、眼精疲労も改善されるのです。

ただ、この方法は目が慣れにくいため、行うとむしろ疲れる方もいます。そういう場合は無理せず少しずつ行うか、他の改善法をやりましょう。

道具を使うバージョン■100円メガネ法

100円メガネを使って目のストレッチをして、疲れをとり、老眼・近視まで改善して不調を改善するという方法もあります。

やり方：まずは100円の老眼鏡を買います。弱中強であれば、中を選択してください。度数の場合は+2にしてください。普段から老眼鏡を使っている人でも、これは変わりません。

近視用の眼鏡やコンタクトがある人は、その上からこの100円メガネをかけます。普段メガネをかけていない方は、そのまま100円メガネをかけて遠くを見ます。

そして1メートル以上遠くを、5分以上ボーッと眺めます。

やるタイミング：1日1回、5分で結構です。

なぜ効果的なのか：この方法は、ピントを合わせる筋肉である毛様体筋を強制的にリラックスさせることができます。これによって目の疲労を回復し、近視・老眼の回復もうながしていくのです。

魔法の眼トレ③　癒しの呼吸

効能：イライラや疲れやすさの改善、緊張感やストレスを和らげる、自律神経を整える、第一印象をよくする、目を輝かせる、ドライアイの改善

やり方：目と口を閉じて、鼻から3秒息を吸います。このときおなかに息をためるイメージで、おなかが膨らむのを感じてください。

次に口をすぼめて、口から6秒息を吐きます。ろうそくの火を消すようにふーっと息を出すのがポイントです。これを10回くり返します。

やるタイミング：緊張するときや疲れたとき、ちょっとした休みのときに効果的です。また、イライラしたとき、冷静さが必要なときにもオススメです。

わたしの場合は、大きい手術を行うときに、この「癒しの呼吸」をしています。

朝や夜に時間を決めて行うのもいいでしょう。その場合は夜のほうがより効果的です。その場合は、1日1回は行ってください。

なぜ効果的なのか：この「癒しの呼吸」は腹式呼吸の練習となります。

人間は実際には肺で息をしているわけですが、おなかを使う腹式呼吸は深くかつリラックスした呼吸になるのです。この呼吸が自律神経を整えてくれます。

現代型不調は、目の不調により自律神経のバランスが悪くなったことが大きな原因です。

とりわけ現代は「興奮」の交感神経のほうが強く出ています。それは蛍光灯やLED、液晶画面など、夕方以降も光が多くて興奮してしまうからだと説明しました。興奮すると人間は呼吸も浅くなってしまいます。そのため深い呼吸でのリラックスが効果的なのです。

つまり、おなかからの呼吸によって呼吸が深くなることで、副交感神経をうまく働かせることができるのです。

「癒しの呼吸」は、腹式呼吸ができること以外に、呼吸筋《こきゅうきん》を鍛えるという効果もあります。

この呼吸法は、COPD《シーオーピーディー》という肺の病気の人が呼吸をよくするときに行うトレーニ

魔法の眼トレ③　癒しの呼吸

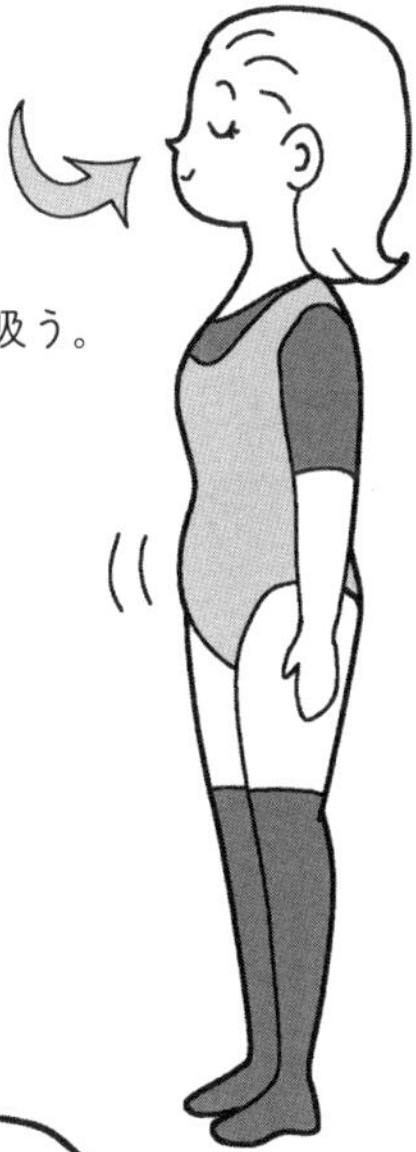

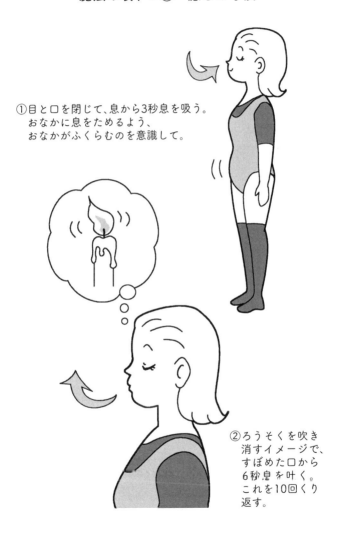

①目と口を閉じて、息から3秒息を吸う。
おなかに息をためるよう、
おなかがふくらむのを意識して。

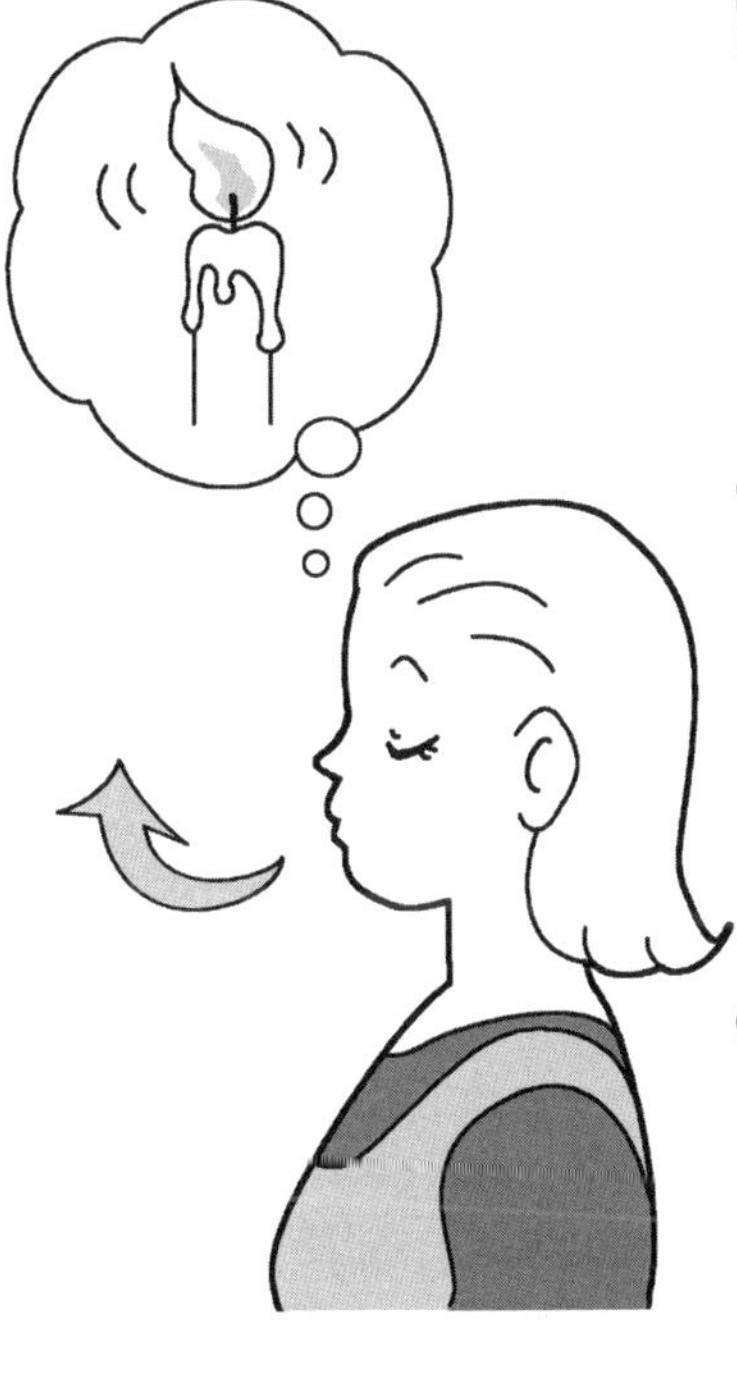

②ろうそくを吹き
消すイメージで、
すぼめた口から
6秒息を吐く。
これを10回くり
返す。

ングの応用なのです。

普段、人間は肺を使いきっているようで、すべては使っていません。ですから、普段の呼吸よりも深く吸って深く吐く「深呼吸」があるわけです。

けれども、深い呼吸をするための筋肉は、普段使っていないと衰えてしまいます。「癒しの呼吸」でしっかりと呼吸のための筋肉を使うことで、鍛えることができます。

そうすると普段からよい呼吸ができるようになり、酸素の取り込みもよくなります。

また、呼吸が浅くなることで、焦って興奮するということがなくなります。

その結果、自律神経のバランスがよくなり、心身の体調もよくなるのです。

そのためか、**腹式呼吸はドライアイを改善する**という論文もあります。

世の中に目をトレーニングする方法はあふれかえっていますが、**自律神経を整えないと、結局は不調はなくなりません**。

ぜひこの「魔法の眼トレ」で、自律神経を整え、目の不調を治し、体の状態をよくしましょう。

4章

日常で目をさらによくする方法

3章で基本の「魔法の眼トレ」をお伝えしましたが、これ以外にも現代型不調をよくする方法があります。

せっかくですから、もっとよくして健康的で元気に過ごしたいものです。

目からウロコ！　日常生活での気をつけ方

まずは日常でのちょっとした気をつけ方をお教えします。

パソコンやスマホをずっと使っているときは、ときどき室内の壁を見るなどして目の筋肉をほぐしましょう。

そして、パソコンなどを見ているときはまばたきが少なくなりがちなので、意識してまばたきを増やすのもよいことです。

電車やカフェなどでスマホを見すぎて目が疲れたと思ったら、「ぎゅっとケア」（139ページ）がオススメです。

ドライアイに関しては、食事前にこまめに水をとるという方法がよいでしょう。

水分が足りなくて、目をはじめ全身がカラカラになってしまうのを防いでくれます。

さらにはコップ一杯の水を部屋に置いておくのもいいでしょう。

これだけで部屋の湿度が上がりやすくなります。部屋の湿度が高くなれば目も乾きにくくなり、現代型不調も解消されます。

また、1章で「よどんだ空気が目に悪い」ということをご説明しました。**できれば1日2回は窓を開けて、空気の入れ替えを行いたい**ものです。

寒い冬場や暑い夏場はイヤだと思うかもしれませんが、そういうときこそしっかりと入れ替えをしたほうが、不調は改善されやすいものです。

空気清浄器や加湿器などをうまく利用してもよいでしょう。

家やオフィスに引きこもりになりそうな日でも、何か用事を見つけて外に出るといいでしょう。

よどんだ空気から移動できますし、外で少し遠くを眺められます。

また、「自然の草木に触れると体調がよくなる」と話す方も多いですね。実際に、自然環境には精神的にプラスとなる要素があります。

しかし、それ以上に重要なのが「現代的な生活」から離れられる、という点です。解放された空間で酸素をいっぱい吸って過ごすと、目に伝わる刺激・ダメージも少なくなります。さらに、自律神経もバランスがとりやすくなります。

だからこそ「自然の環境にいると、現代的な不調は改善されやすい」のです。

ですから休みの日は、1章で触れたように旅行に行くのもオススメです。

大自然と過ごすために、地方に移住する人もいますが、そこまで極端な方法をとれるでしょうか？　なかなか難しいと思います。

まずは**意識的に外に行って散歩する、ちょっと遠出して自然に触れるという簡単な方法からはじめましょう。**

■笑ったり感動することで、目をよくできる！

さらに**目をよくするポイントして、笑いや涙も大切**です。

涙を流すというのは、日常なかなかないかもしれません。けれども感動するドフマや映画を見て涙を流すことは、ストレスが解消されますし、目の表面も潤います。ですから、涙を流すような感動は大切です。

また、笑いも大切です。お笑い番組を見る、お笑いを見に行く、友達の面白い話を聞くなどすると、体の免疫力が活性化するといわれています。また、自律神経にもよいと考えられています。

■エアコンはうまく使うべし

「エアコンの使い方」も大切です。

じつはエアコンにより目が乾き、不調を招くことも多いのです。かといってエアコンをまったく使わないというのも難しいでしょう。

そこでまず、エアコンの風量を抑えるようにしてください。強くすると、どうしてもほこりなどが舞ってしまいます。ほこりは気づかない間に目に入って、炎症を起こしてしまうのです。

炎症の自覚症状は充血やかゆみなどですが、これも現在では増えています。炎症が眼精疲労やドライアイを引き起こすこともあります。

そこで、吹き出し口の向きを変えたり、メガネを利用するなどして、エアコンの風を直接目に当てないように調節することが大切です。

風が目に直接当たれば、それだけダメージも強くなります。

暑い季節は、エアコンを使う代わりに自然の風を取り込んだりするのもひとつの手です。

そして窓にはすだれなどを使用し、エアコンがなくても暑くなりにくい対策をしましょう。ただし、真夏日などはエアコンを適宜使って、熱中症に注意してください。

寒い季節は、エアコンより石油ヒーターのほうが目に優しいです。

なぜなら石油ヒーターは、石油を燃やしてその熱を使うため、水が同時に発生して湿度が保たれやすいからです。

ただし、石油ヒーターは定期的に空気の入れ替えをしないと、一酸化炭素という悪い空気がたまってしまうので、要注意です。加湿器をうまく使うのも手です。

オイルヒーターや床暖房なども、エアコンよりは風がない分、目に優しいといえます。

もちろん**冬場はなるべく着込んで、暖房などに頼らないほうが、より現代型不調を起こしにくくなります。**

■明るいほうが目によい？　悪い？　照明の選び方、使い方

目によい照明（電気）とは、どういうモノだと思われますか？

読書や勉強をする際には明るいほうがいい。暗いと目が悪くなる――そう考えていないでしょうか？

じつは、そんなことはありません。

暗いところでモノを見ることは近視の直接的原因ではない、というのが大多数の眼科医の意見です。一部には暗いところでモノを見ないほうがいい人（遠視の人）はいますが、基本的には気にしなくてかまいません。

ただし、スマホの場合は別です。**スマホやタブレットは、暗いところで見てはいけません。**

暗くなると、瞳（瞳孔《どうこう》）が開きます。

そうなると、目は光を取り入れようとします。その状態で近くからブルーライト（182ページ）を見るとなると、目にとっては不意打ちで、たくさんの光を浴びることになってしまいます。これは強烈なダメージですし、近距離で毛様筋が疲れるため、視力の低下につながります。

暗いところでモノを見ることは近視の直接的原因ではないとはいいましたが、目が疲れて不調を呼んでしまうことは確かです。

しかし、暗いだけでなく、じつは明るすぎても疲れるのです。

手元の照度は、300～1000ルクスが目安です。1000ルクス以上の場合は、目にダメージがきます。

ベストの照明は、明るさが調整できるモノです。

人間は、明るいところから急に暗くなるより、徐々に暗くなっていく照明のほうが自然に感じて、眠りやすくなります。

「でも、うちはそういう電気ではないし……」という場合はどうすればいいでしょうか？

その場合は、寝る30分～1時間前になったら間接照明のように強くない明かりだけにして、寝るときに照明を消すという方法がよいでしょう。ホテルや旅館ですと、同じように間接照明を使って寝るときに消すということが多いのではないでしょうか？

そして照明の色は、短い時間の作業であれば、昼光色（明るい光）のほうが勉強や読書にしっかり集中できます。

一方、長時間の作業の場合は、電球色（柔らかい光）のほうが集中力が続くといわれています。

ですから、しっかりがんばって**仕事や読書をしたいところ（リビングなど）は昼光色、ゆっくり休みたいところ（寝室など）は電球色、**と使い分けられたら理想的です。

目がもっとよくなる！　プラスアルファのプチ眼トレ

ここからは、ちょっとしたプチ眼トレをお伝えします。

3章の「魔法の眼トレ」さえ行っていただけば効果は出るのですが、もっと早くよくしたい！　という場合は、次に挙げる中から、お好きなモノを併せて行ってみてください。

●まぶたマッサージ

効能：ドライアイや肩こり、頭痛の改善、まぶたの下がりのストップ、目力アップ

やり方：まず、上まぶたを上から下にそっとなでるように、10回マッサージします。

次に、下まぶたを下から上に10回マッサージします。

そして、上まぶたと下まぶたを目頭から目じりのほうに10回マッサージし、最後に上まぶたと下まぶたを軽くつまんで、油を押し出して終わりです。

まぶたマッサージ

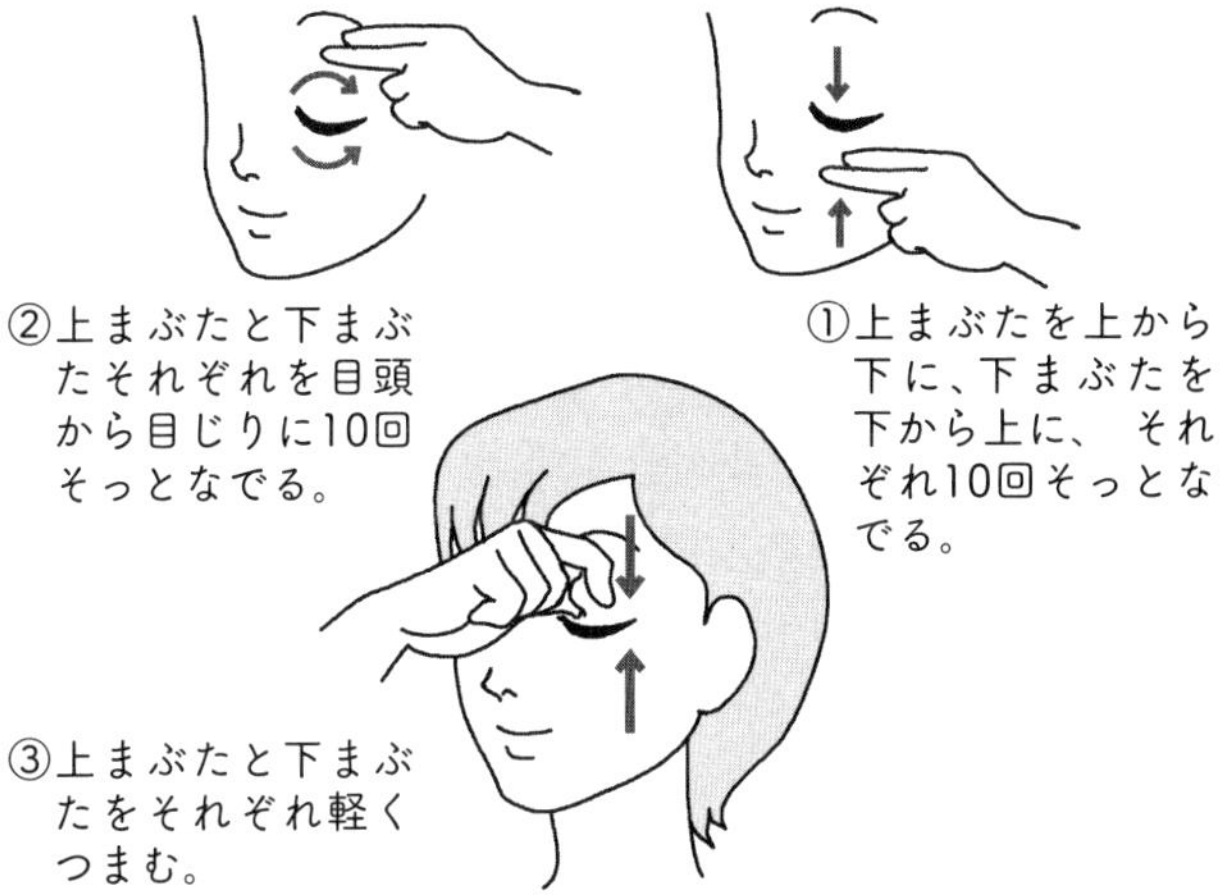
①上まぶたを上から下に、下まぶたを下から上に、それぞれ10回そっとなでる。
②上まぶたと下まぶたそれぞれを目頭から目じりに10回そっとなでる。
③上まぶたと下まぶたをそれぞれ軽くつまむ。

ポイントは、まぶたにあるマイボーム腺《せん》から、油を出すイメージをもつことです。そのうえで目の玉を押す方向に、力をかけないようにさする程度に行ってください。

眼球には圧力をかけないよう注意しましょう。

やるタイミング：1日1回、できればパームアイやホットアイをした後がより一層効果的です。単独で行っても、もちろんかまいません。

朝や昼より、夜間のほうがより効果的です。調子が悪い人は、1日2回行いましょう。

なぜ効果的なのか：３章で、まぶたのマイボーム腺にある油が詰まることで涙の質が悪くなり、ドライアイになりやすいというお話をしました。パームアイ、ホットアイは、それを温めて油を溶かそうというものです。

しかし、ただ温めるだけでは、ダマになってしまっている油はなかなか溶けないことがあります。

ダマになっているのであれば、まぶたに直接圧力をかけて出す必要があります。そのため、まぶたマッサージが効果的なのです。

また、マッサージをすると血流がよくなります。そのことでも、よくなった血流で油や老廃物が押し出されやすくなります。

油の分泌がよくなれば涙の質がよくなり、目の乾きが解消され、現代型不調が改善します。

それだけではありません。

まぶたが重いということは、まぶたが下がりやすいということです。これを眼瞼下垂《がんけんかすい》といいます。

まぶたが下がってくると視界が悪くなり、なんとか見ようとしてよけいな力が入り、肩こりや頭痛が起きやすいのです。まぶたが上がると、たちどころに肩こりや頭痛がなくなるという方もいます。

まぶたはわたしたちが思う以上に重いものです。重いまぶたを毎日のように上げ下げして、人間はまばたきをしています。

人間は、とくに作業をしていないときでも1分に20回、まばたきをするといわれています。1時間で1200回、1日16時間で1万9200回です（睡眠時間8時間として）。

これだけまぶたの上げ下げが必要となれば、まぶたの重さがほんのわずかでも蓄積され、大きくのしかかってくることになります。

そこでまぶたマッサージをすると、まぶたを上げる筋肉も作動しやすくなります。

ただ、まぶたが腫《は》れている場合や炎症がある場合、かぶれなど皮膚の状態が悪い場合は控えておきましょう。

■重たいまぶたが軽くなり、「眠たい感じ」の目がぱっちり！

実際に70代の女性に、現代型不調を治すために、まぶたマッサージを行ってもらいました。

この方はドライアイもありました。

元々血流が悪く、まぶたの油がだいぶ詰まっていたのです。

しかし、毎日のようにまぶたマッサージを続けてもらったところ、油の流れがよくなってきました。白や黄色の塊のようだった油も、さらさらとして流れるようです。

こうすると涙の量自体は増えなくても、質がよくなってきます。

この方は、それまではなんとなく疲れていてまぶたが重い感じがしていたのですが、疲れもとれてまぶたも軽くなってきました。

また、目が眠たい感じといわれていたのが、ぱっちりとした感じになったのです。

●ぎゅっとケア

効能：ドライアイや眼精疲労の改善、まばたきをしやすくする

やり方：ぎゅっと強くまばたきをします。1回ぎゅっとつぶるだけです。疲れが強い場合は5回ほどやってもいいでしょう。

やるタイミング：いつでも時間の空いたときにやりましょう。スマホやパソコンを見ている途中、電車や信号待ち、店の中でなどでも気軽に行えます。

なぜ効果的なのか：まぶたの周りにあるのは眼輪筋《がんりんきん》という筋肉です。

この筋肉は普段はあまり使いません。まして強く使うということはありません。まばたきはしていても、普段ぎゅっと強めにまぶたを閉じるということはないのです。ですから、知らぬ間に筋肉が衰えてしまいます。

じつはこの眼輪筋が弱くて、うまくまばたきできない患者さんはたくさんいらっしゃいますが、眼輪筋を強くして整えると、まばたきがしやすくなるのです。

まばたきを上手にできれば、眼精疲労やドライアイの予防になります。

そして、ぎゅっと閉じることでマイボーム腺からの油の分泌がうながされるという効果もあります。

●おすすめホットシエスタ

効能：眼精疲労の改善、寝不足改善、ストレス解消

ホットアイ（111ページ）の休息効果をさらに強くした方法として、「ホットシエスタ」があります。

やり方：ホットアイでまぶたを温めながら、5～10分短い昼寝をします。

やるタイミング：ストレスを感じたときなど。

なぜ効果的なのか：短い時間に軽く寝ることができて、まぶたを温めることもできる。そのうえまぶたにホットタオルを置くことで、視界を暗くできるので、昼寝を効果的にできるというメリットがあります。

人間は30分以上寝てしまうと睡眠が深くなってしまい、それから起きて行動するこ

とが難しくなってしまいます。

ですが、この「ホットシエスタ」だと短い時間の睡眠なので、昼寝でかえって体調を悪くするということがありません。

ですから忙しい人ほど、ストレスを感じたとき、ちょっとしたときのホットシエスタがオススメになるのです。

わたしの場合は原稿をたくさん書いたときや、手術が終わった後でお昼に時間があるときに行います。サッと行いたいときは、市販の蒸気が出るホットアイマスク「めぐリズム」を利用しています。

このようなグッズを利用すると、眠り込むことが減りますし、目を休めていることが他の人にもわかるので、周りに人がいるオフィスでちょっと休みたいときにオススメです。

●目と脳のバランス訓練

効能：老眼回復、視力アップ（近視改善）

やり方：次のページにある文字を、目から30センチほど離して「あ」から順々によく見ていき、「す」まで読んでいってください。だいたい1分以内でできます。どうしても判読しにくいときは、できるところまでで大丈夫です。日々くり返していくことで、よりはっきりとわかるようになってきます。

やるタイミング：一番のオススメはお昼頃、たとえばお昼ご飯を食べた後です。朝起きた後などもいいでしょう。夜の場合は疲れていることもあり、日によって見え方が違うこともあるでしょう。

毎日同じ時間にやることで「今日は調子がいいな」「今日は調子が悪いな」ということがわかってきます。

なぜ効果的なのか：人間は目でモノを見ていると思っているかもしれませんが、目を通して脳でモノを見ています。

目と脳のバランス訓練

あいうえおかきくけこさしす

目から30センチほど離して、「あ」から順に「す」まで読んでいきましょう。

この訓練で、目から入ってきた完全ではない情報を脳でうまく処理することで、目と脳の連携をよくすることができます。

かすれた字を見られるようになると、しっかりとした字が見にくい場所にあっても、判断できるようになります。

かすれて見える文字であろうがしっかりと書いてある文字であろうが、判断できるということは、その人の目がよくなっているということです。

そうなると何かモノを一生懸命見ようとして首を曲げ、体に無理をさせるという必要がなくなります。これだけでも肩こりや頭痛をとることもできます。

かすれたモノを見る訓練をしていれば、普段も多少見にくいモノを判別しやすくなります。毎日バーベルをもってトレーニングしていると、買い物袋に入った牛乳ぐらいは簡単に持てるようになるのと同じことです。

この「目と脳のバランス訓練」は視力をよくするとして、多くの研究でその効果が確認されている方法を応用したものです。

●目の6本の筋肉をほぐす体操

効能：全体の視力アップ、交通事故を起こしにくくなる

やり方：まずは遠く（2メートル以上）を眺めましょう。しっかり見るというより、ボーッと見るだけでかまいません。

その状態で、顔は動かさずに目だけを動かし、その遠くの風景の上、そして下を見ます。範囲は無理をしない程度でかまいません。どこを見るということを意識せず、ただ目を動かすことに意識を置いてください。

これだけで普段使っていない目の筋肉を使うので、ちょっとほぐれた感じがしてくるでしょう。

次に、これを上、下とだいたい10回くらいくり返します。

同じように2メートル以上先の風景を、目だけを動かして右、左と見ます。これも10回くり返します。

そして、同じように2メートル以上先を、目だけ動かして右上から左下へ見ます。これも10回くり返し、最後に2メートル以上先を左上から右下に見ることを10回くり返します。

いずれも範囲は無理をしない程度に、顔を動かさず目だけを動かすように、しっかり動きを意識してください。

ストレッチで筋肉を伸ばしているイメージで行いましょう。急がず、ゆっくり行ったほうが筋肉はほぐれます。

斜めの動きまで行うと、しっかり動かしたということを実感できるでしょう。

やるタイミング：夜よりは昼や朝のほうが疲れていないのでやりやすいでしょう。

目の6本の筋肉をほぐす体操

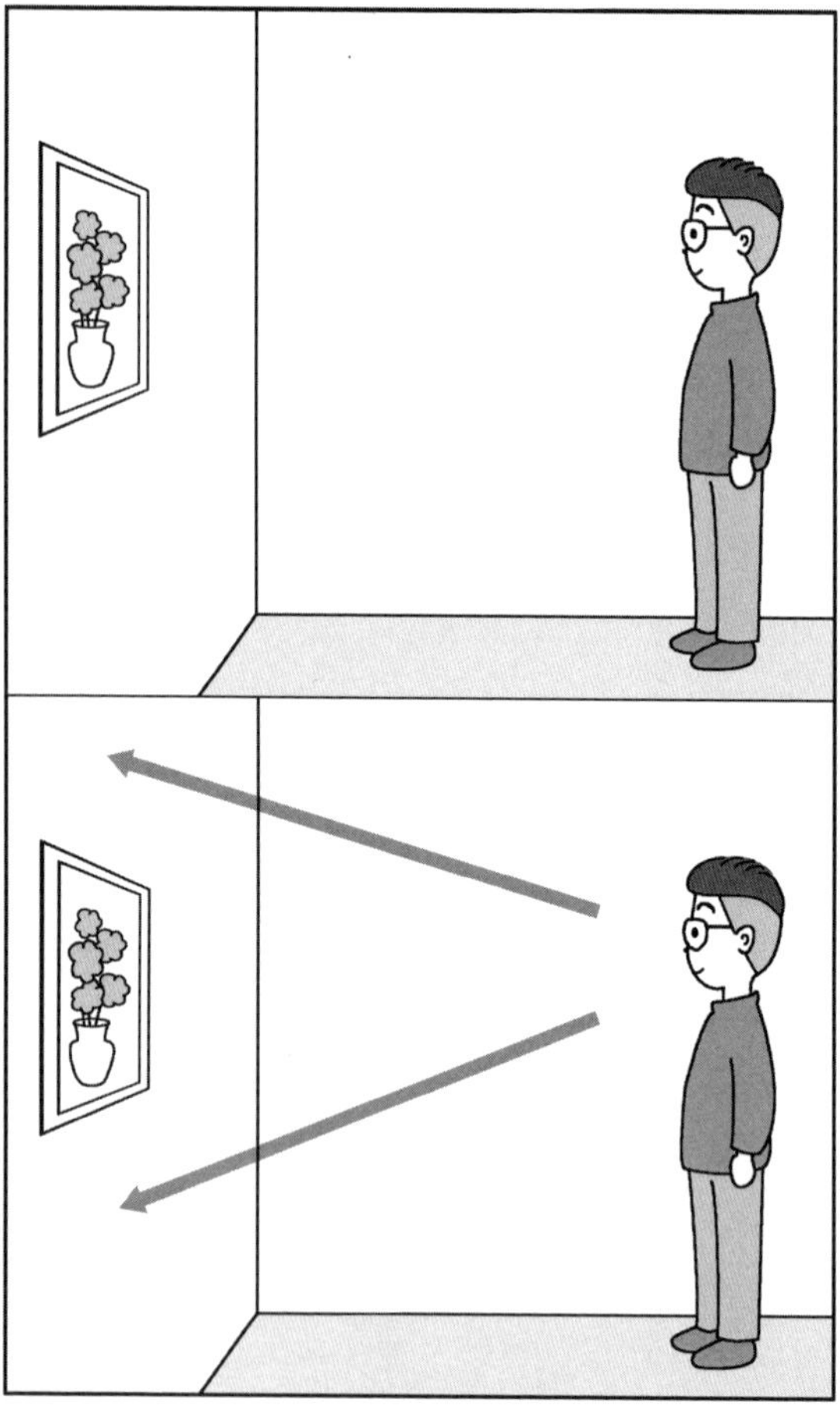

2メートル以上遠くを眺め、顔は動かさずに目だけを動かして、その景色の上下を見る。動きを意識しながら10回、ゆっくりくり返す。左右、斜めの方向も同じように10回見る。

また、飛蚊症《ひぶんしょう》（黒い虫のようなモノが見える病気）がある人は避けてください。

なぜ効果的なのか：一番の効果としては、目の位置の保持能力《ほじのうりょく》が高くなるという点です。

目の筋肉は、目の玉の周りに６本ついています。上下左右に４本、斜めに２つの筋肉がついているのです。

これら６本がバランスを保つとともに、右目と左目でバランスを保っているために、人間はまっすぐにモノを見ることができるのです。

それだけでなく、右を見るときも右目と左目の筋肉が同時に同じぐらい動いてくれるから、よく見えます。たとえば右目の筋肉だけが動いても、左目の動きが悪ければ、モノが２つに見えてしまいます。

人は手元を見ようとすると、寄り目になります。

もちろん、この寄り目は目の玉の周りの筋肉を使わなければいけないことで、疲労をともないます。

とくに年齢を重ねると目の筋肉のバランスが悪くなり、手元を見ているつもりでも目が外側に寄っていってしまうということが起きます。

そうならないために、手元を見やすくして目を疲れにくくする必要があるのです。

また、一定のところを見すぎていることにより、筋肉が凝り固まってしまうということがあります。しっかりと目を動かすことで、コリをとって筋肉も動かしてあげようというのがこの体操です。

この体操で、**普段使っていない目の使い方をすることで、目の緊張がほぐれます。**

わたしは手術で目の筋肉を直接見ることがあるのですが、**弱くなっている人の筋肉は、薄く小さくなってしまっています。**

そうならないためにも、この体操で目の筋肉をしっかりと保っておきましょう。


この体操がうまくいくと手元が見やすくなり、現代型不調が治るだけでなく、全体を見通す力が増します。

そうなれば、車を運転していて急な飛び出しがあっても、対応することができるのです。

逆にいうと、目の筋肉が弱ければ急な飛び出しに気づかないこともあるので、事故を起こさないためにも大切な運動になります。

●目のきわシャンプー

効能：ドライアイ、頭痛や肩こり改善、イライラ解消、目をパッチリさせる

やり方：市販の綿棒の先を軽く濡らします。できればぬるま湯がいいですが、冷水でもかまいません。

そして目を軽く開けて、目のきわをすっとアイラインを引くように、綿棒で拭きます。上まぶたのきわ、下まぶたのきわをそれぞれ拭いてください。

このとき、綿棒が目に入らないように気をつけてください。ゴシゴシこすってはいけません。

メイク残りが強くて綿棒に黒く跡がついた場合は、もう1本使ってもう一度そっと拭きましょう。

目のきわシャンプー

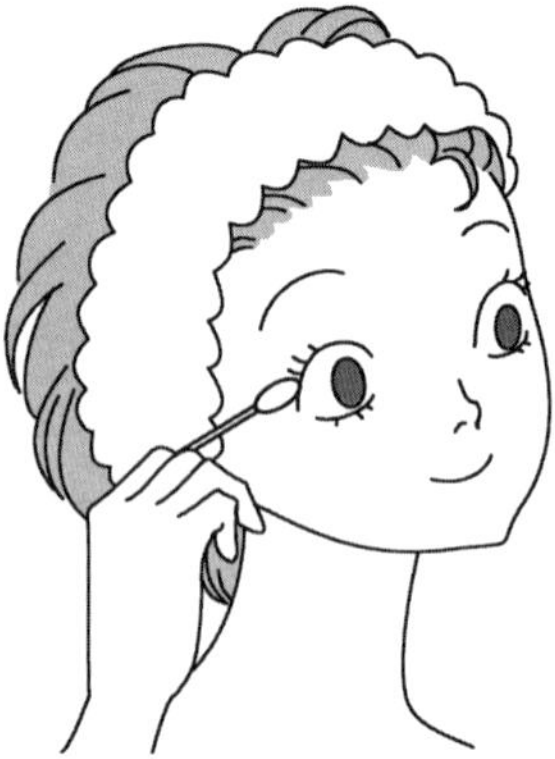

軽く濡らした綿棒で、上下の目のきわをスッと拭く。こすらないよう注意。

やるタイミング：アイメイクをしている人は、メイクを落とした後にしてください。アイメイクをあまりしない人の場合は、朝でも夜でもかまいません。

朝、目やにがひどい人は、朝一番にきれいにするとすっきりします。

なぜ効果的なのか：女性はお化粧を落とすとき、目をぎゅっとつぶって落としていないでしょうか？

目をぎゅっとつぶるとどうしても目のきわの皮膚が内側に入り込み、きれいに洗うことができません。

ちょっとぐらいなら……と思うかもしれませんが、少しの化粧残りがあるだけで、皮膚は炎症を起こしてしまいます。

すると、**まつげが短くなる、まぶたが赤くなる、ものもらいができやすくなる、まぶたがはれぼったくなる、目の開きが悪くなる（目が小さくなる）、目やにが出やすくなる、かゆくなる**といったことが起きます。そして、**涙の質も悪くなります。**

ですから、メイクをしている場合はしっかり落とす意味合いでも、この「目のきわシャンプー」が効果的です。

「わたしはアイメイクは薄いわ」という方でも、メイクが残っていることがあるので、試してみてください。


ではメイクしていない場合は？　というと、メイクをしていなくても、マイボーム腺をきれいにする効果があります。

マイボーム腺は、とくに分泌される開口部が詰まりやすくなっています。

皮膚の中は血流があって、ある程度は温かいのですが、油が分泌する開口部は冷たくなって、塊になりやすいからです。

そのため表面をきれいにすると、油の詰まりを解除することができるのです。

目の乾きがある場合、男性でも多くの人が油の分泌口が詰まっているので、この「目のきわシャンプー」が効果的です。

5章

よい食事が目もよくする

ジャンクフードは、目に悪い！

目というのは子どもの頃から変わっていないと思いますか？

じつは、体が大きくなるとともに、目も大きくなっています。たとえば目の直径は、大人は24ミリ程度ですが、子どもは17ミリぐらいです。7ミリ、つまり約41％も大きくなっているのです。

大人になっても日々、目は生まれ変わっています。

朝起きてみたら目やにが出ていたという経験はないでしょうか？　これは、目が生まれ変わったために出てきたカスです。

では、新しい目の細胞は何からつくられるかというと、食事です。

どんなにがんばっても、**人間は食べたモノからしか新しい細胞をつくることはできません。**

ですから、あなたが悪い食事をとっていれば、当然目は悪くなります。

もちろん、いい食事をとっていれば、当然目はよくなります。

現代は、食事の様子が変わってきてしまいました。

昔は遺伝子組み換え技術や農薬も発達していませんでした。

しかし現代では、低農薬や無農薬の野菜を食べるためには、お店を探して購入しなければならず、しかも高価になっています。

昔は季節感というのが強く、カボチャは夏〜秋、キュウリは夏というように明確でした。そのため色合いや季節を楽しみながら食事ができました。

季節にあった旬の野菜や果物は、季節外れのモノよりもビタミンやミネラルなどを多く含むので、目をはじめ体によいのです。

ところが現在は、どの季節でもいろんな食材があり、季節感を感じにくくなりました。

魚も養殖技術が進んでたくさんの種類を食べやすくなった代わりに、かつては普通だった天然の魚が高価になり、手に入りにくくなっています。

昔は肉が高級品でした。そのため普段は、安いけれども栄養豊富な魚をよく食べていたのです。

けれども現代では冷凍技術や肉の保存技術が発達したおかげで、肉のほうが一般的に食卓に並びやすくなっています。

厚生労働省の国民栄養調査によると、2000年の国民1人当たりの魚介摂取量は92・0グラム、肉類が78・2グラムと魚のほうが多かったのに、2010年には魚介摂取量は72・5グラム、肉類は82・5グラムと逆転してしまっています。

また、スーパーやコンビニには、総菜や弁当が所狭しと並んでいます。とても便利ですし、たまに食べる分にはいいでしょう。

しかし、そればかりではミネラルやたんぱく質が足りず、カロリーや塩分も高くなります。

最近では、偏った食事、**とくにジャンクフードなどが目によくない**ことがわかってきています。それにより黄斑変性《おうはんへんせい》など、一部の目の疾患が増えることも示されています。

このように現代は食事まで便利になったために、食が悪くなりやすい環境となってしまっています。

結果として、不調を抱えやすくなっているのです。

目のダメージに対抗できる食事をとることは、目だけでなく、あなたの体そのものをよくしてくれ、不調を改善してくれるのです。

ルテインは天然のサングラス

目にいいモノというと、ブルーベリーを思いつくのではないでしょうか？

ですが、わたしが一番にオススメしたいのは「ルテイン」を含む食べ物です。

ルテインというのはあまり知られていませんが、目に非常に有効な抗酸化物質《こうさんかぶっしつ》です。

ルテインは、体の中でもとりわけ目に集まりやすい栄養素です。目の中でも黄斑《おうはん》という目の奥と、水晶体《すいしょうたい》という目のレンズに多く存在しています。

ルテインが足りないと目が見えにくくなり、病気を引き起こしてしまいます。悪いと失明につながる加齢黄斑変性《かれいおうはんへんせい》や、白内障になってしまう可能性もあるのです。

ルテインは天然のサングラスといわれていて、外からの光を吸収して目のダメージを和らげてくれます。

ルテインのおかげで、わたしたちは紫外線の多い暑い時季でも、皮膚のように日焼けせずになんとか目の健康が保てているのです。

ルテインは、ブロッコリやパセリ、レタスなどに含まれていますが、少量です。

オススメはホウレンソウで、ルテインが豊富に含まれています。

ルテインは1日に6〜10グラムほどとるといいといわれていますので、ホウレンソウであれば半束（2株程度）を毎日とれば大丈夫です。

ナムルにしたり、卵と炒めるなど、油と一緒にとるのもオススメです。ルテインは脂溶性《しようせい》といって、油に溶けやすい成分であるため、効率的に吸収することができるからです。

ホウレンソウを食べてルテイン摂取！

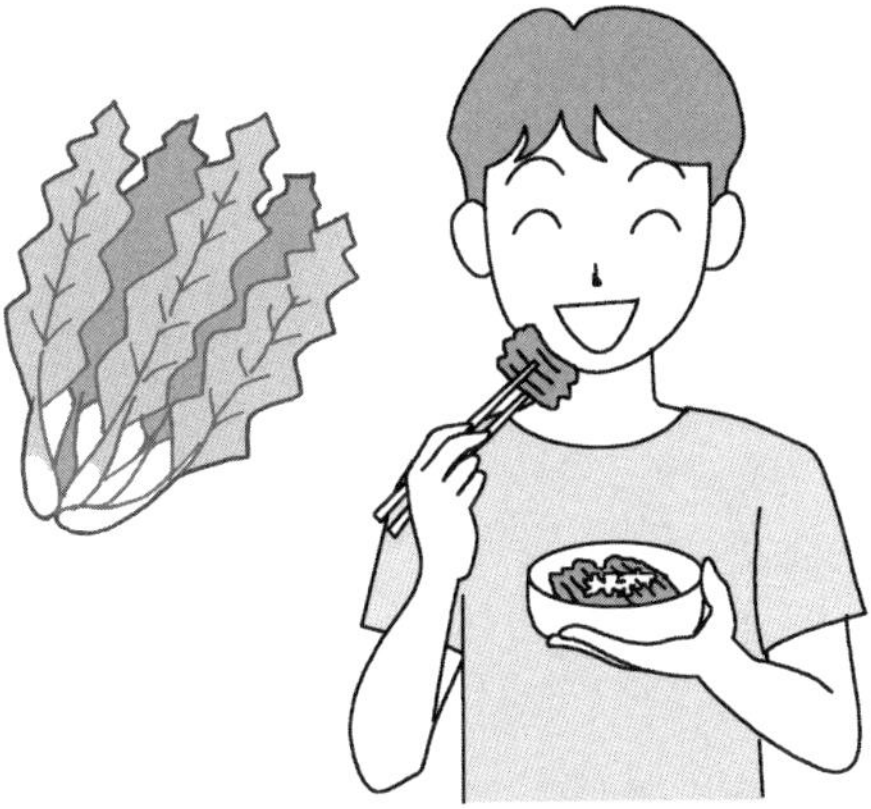

ホウレンソウは油で炒めてもルテインを効率的にとれる。

「加熱して大丈夫なの？」と心配する人もいますが、ルテインは加熱してもあまり変化しないので大丈夫です。

また、青汁や野菜ジュースなどでおなじみのケールにも、ルテインは豊富に含まれています。

ブルーベリーは含まれる「アントシアニン」という抗酸化成分《こうさんかせいぶん》が、目の疲労などにいいとされています。

アントシアニンは全身を巡るので、目だけではなく体全体のダメージを抑えてくれるのに役立ちます。

ですから**「目をよくしたい！」という**

ときはホウレンソウ、「全身もよくしたい」というときはブルーベリーというように使い分けるのもよいですね。

栄養素の「エース」をとれ

もうひとつは「ビタミンACE《エース》」です。

これは「**ビタミンA、ビタミンC、ビタミンEをとりましょう**」ということです。この3つがあなたの目を守ってくれるのです。

「**ビタミンA**」はウナギ、豚や牛や鶏のレバー、ニンジン、カボチャなどに含まれるもので、目の網膜《もうまく》はこのビタミンAが主となって構成されています。

そのためビタミンAが足りないと夜盲症《やもうしょう》や鳥目《とりめ》といって、夜に目が見えにくくなります。

ビタミンAは、年齢や性別にもよりますが、1日当たり700~900マイクログラムを基準にしてください。ウナギだと100グラムで1500マイクログラム、蒲

目を守ってくれる「ビタミンACE」をとろう！

	多く含まれる食材	1日に必要な量
ビタミンA（カロテン）	ウナギ、レバー、ニンジン、カボチャなど	700〜900ug。ウナギの蒲焼きであれば1/3〜半尾。ニンジンであれば半本くらい 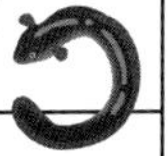
ビタミンC	野菜、オレンジなどかんきつ類	100mg程度。レモンだと1個、キウイで1個半 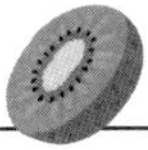
ビタミンE	魚介類、カボチャ、アボカド、ナッツ類	6〜6.5mg程度。アーモンドだと17〜20粒 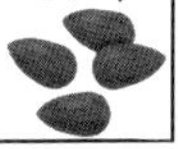

焼きにすると大体１５０グラムになりますので、３分の１尾〜半尾でよいでしょう。

ニンジンだと１００グラムで７２０マイクログラム、１本で１５０〜２００グラムですので、半本程度でちょうどよいということになります。

ただし、肉や魚などの動物性ビタミンAは、とりすぎるとよくないので気をつけましょう。野菜などの植物性ビタミンA（カロテン）は必要量のみ体内に取り入れられるので大丈夫とされています。

次に**「ビタミンC」**です。これは体のあらゆるところにいいといわれています。

抗酸化物質でもあり、体のダメージを吸収してくれる成分です。

ビタミンCはいろいろな野菜や、オレンジなどのかんきつ類に含まれています。

1日当たり100ミリグラム程度が必要で、これはレモンだと1個程度、キウイだと1・5個程度です。

ビタミンCの場合は特殊な薬剤でない限り、水溶性ビタミンのため余剰分は排出される栄養素なので、積極的にとっていきましょう。

ビタミンCをとると、白内障になりにくいという報告もあります。

そして最後が**「ビタミンE」**です。

ビタミンEは「若返りのビタミン」とも呼ばれ、これは目の細胞の膜などを構成するのに必要なものです。

魚介類、カボチャ、アボカド、ナッツ類などに含まれていますので、1日当たり6〜6・5ミリグラムとりましょう。

アーモンドには100グラム当たり29・4ミリグラムと、豊富に含まれています。17〜20粒程度で足りますね。

最近聞くアスタキサンチン、ラクトフェリンも目にいい

さらに注目なのが、「アスタキサンチン」と「ラクトフェリン」です。

アスタキサンチンというのは、ビタミンCやルテインと同じように抗酸化物質です。「海のカロテン」とも呼ばれています。サケ、エビやカニ、イクラなど赤いモノに含まれているのでわかりやすいです。

ビタミンCの600倍もの抗酸化力を秘めるとされていて、目の不調がある場合はとくにオススメです。老眼、眼精疲労などによいというデータもあります。

目や脳というのは、通常の血流の中でもある程度制限がかかっています（血液眼関《けつえきがんかん》門《もん》、脳血流関門《のうけつりゅうかんもん》などといわれる）。

しかし、アスタキサンチンによって眼血流が改善するというデータがあり、それは、この制限をすり抜けて入っていけるからではないかといわれています。

そして**ラクトフェリン**は、腸内環境を整えます。腸内の環境が整うと全身のバラン

スも整いやすくなりますから、目にもオススメです。

また、**目の涙の成分にラクトフェリンが含まれています。慶応大学の研究では、それがドライアイに関連していることがわかっていてます。目のラクトフェリン量でドライアイの診断ができるかもしれないといわれているぐらい、ラクトフェリンにはドライアイを改善する効果があります**。

ラクトフェリンは、チーズやヨーグルトなどに含まれています。ただし加熱してしまうと効果が弱まってしまうので注意しましょう。

腸内環境を整えるというと、ビフィズス菌や乳酸菌と同じかな？　と思うかもしれませんが違います。

ラクトフェリンは菌ではなく、糖タンパクというタンパク質の一種なのです。乳酸菌だけでは涙の質までは改善されません。

イライラや人間関係にもとくにオススメなオメガ3

「オメガ3脂肪酸《スリーしぼうさん》」というのを聞いたことがあるでしょうか？　とくに最近はアマニ油や植物の種であるチアシード、えごま油などに含まれているとして注目されています。

オメガ3脂肪酸は、よい油の一種です。アレルギーを抑えたり、血栓を予防したり、血流をよくする働きがあるといわれています。

昔は油はとらないほうがいいといわれていましたが、じつはそうではなくて**「悪い油はとらないほうがいい」だけで、「よい油はとったほうがよい」**が正しいです。

オメガ3脂肪酸と似ているモノとして「オメガ6《シックス》脂肪酸」というのがあります。こちらも油で、普通のサラダ油やマヨネーズなどに含まれています。

オメガ3とオメガ6は、1対4の割合でバランスよくとることが健康には大切とされています。

けれども現代社会ではオメガ6ばかりをとることが多く、オメガ3をとることが減

オメガ3とオメガ6はバランスよく！

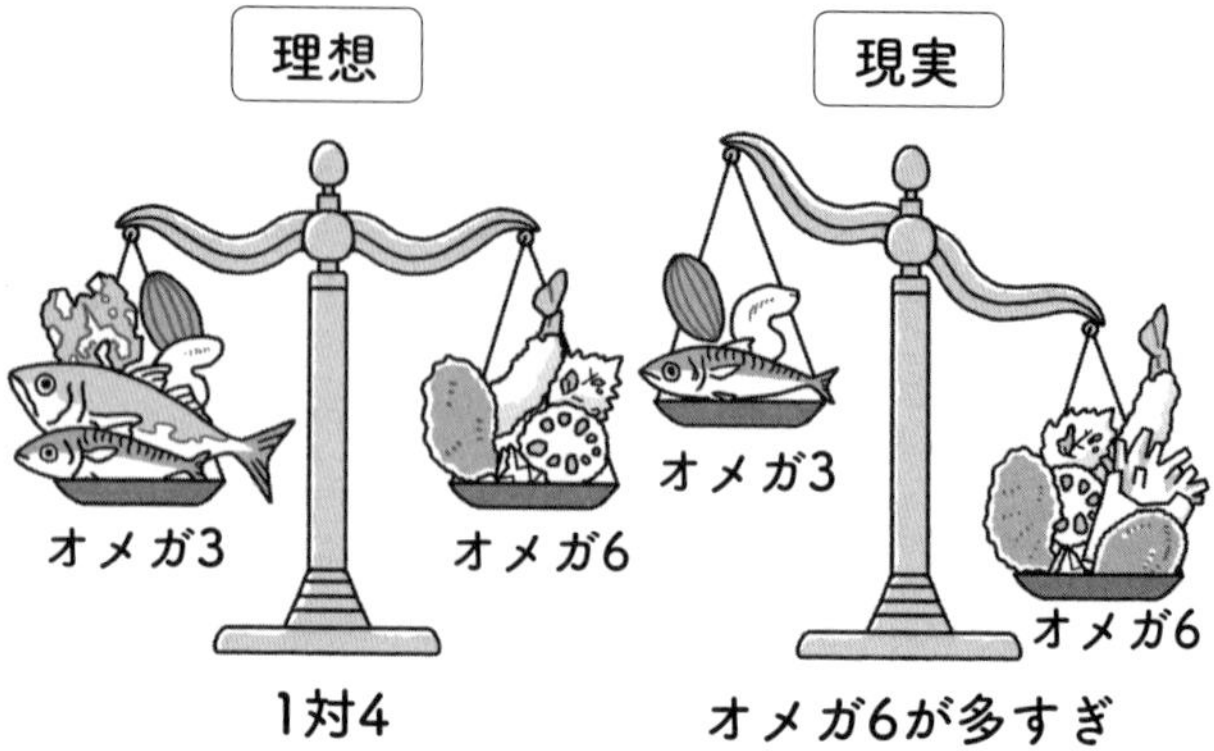

オメガ3とオメガ6はバランスよくとりましょう。

っています。

オメガ3は魚の油にも含まれている、いわば昔ながらの栄養素です。

昔は日本人は魚をよく食べていたため、オメガ3のほうがとりやすかったのですが、現代は摂取量が減っています。

一方、昔はオメガ6の油というのはあまりなかったのですが、現代はサラダ油、コーン油などが大量生産される社会になり、オメガ6の摂取が増えてきました。

このように摂取のバランスがくずれると、どうなるのでしょうか？

オメガ6をとりすぎてしまうと、何より血流が悪くります。そのため、目やまぶたにくる血流も悪くなってしまうのです。

また、炎症も起きやすくなります。

現代は目の表面に非常に炎症が起きやすい環境です。軽い炎症が持続していると、それだけで現代型不調を感じやすくなってしまいます。

また研究では、**オメガ6のほうが多すぎるとうつになりやすい、ドライアイになりやすい**ということもわかっています。


ではどのように対策すればいいでしょうか？

まず、市販の揚げ物など大量消費型のモノは、オメガ6を大量に含んでいることがあるので控えましょう。

その一方で魚を食べたり、アマニ油やえごま油などを積極的に使って、バランスをとる努力も必要です。

ただし、オメガ3は白身魚にはあまり含まれていないということがわかっています。

オメガ3が多く含まれるのは青背魚です。青背魚とは、サバ、マグロ、イワシ、サンマ、アジ、カツオなどです。
肉をとる場合は、何の肉であってもバラ肉や肩ロースは避けて、モモやヒレ肉を選びましょう。モモやヒレには、オメガ3が少しは含まれているからです。

白い食べ物は「血糖値スパイク」を引き起こす

昔、お米は玄米が多く、白米というのは贅沢な品でした。

けれども現代ではご飯といえば白米のことを指します。白く精製されていると、消化吸収もよく、おいしく食べやすいのです。

パンも同じで、昔あったようなライ麦パンよりも、今の白い食パンのほうがおいしい気がします。そして消化にもいい。一見すると、これはとてもいいことのように思えますが、必ずしもそうでもないのです。

「玄米やライ麦パンにはビタミンなどの栄養があるからよいいんじゃない?」と思われ

るかもしれませんが、それだけではありません。

じつは**「食べにくい」ことが大切**なのです。

白米や白いパン、白砂糖（お菓子等）は早食いにつながりやすく、消化も早いために血糖値が急激に上がります。これを「血糖値スパイク」といいます。

血糖値が急に上がると体はびっくりして、体中にある血糖を貯蔵しようとします。すると急激に上がった血糖値が今度は急に下がるので、その上下に体が耐えられなくなってしまうのです。とくに目の周りにある細かい血管がそれに耐えるのは、非常に困難です。

ですから血糖値が高くなる糖尿病は、悪化すると失明してしまうことがあるのです。米であれば、消化吸収がゆるやかな胚芽米《はいがまい》を混ぜる、パンもライ麦パンなどの「食べにくい」モノを食べるなど、その後の消化吸収をゆるやかにする繊維のモノ（野菜など）を先に食べるといったことが、目をよくするという観点でも、現代型不調を抑えていくうえでも必要になってきます。

食事に感謝すると、自律神経も整う

現代の食卓には、かつてよりはるかにいいモノが並んでいます。けれども子どもの頃に食べた料理より、ピンとこないのはなぜでしょうか？

食事を待ち焦がれてみんなでゆっくりと食べるなどという夕食の光景は、今では稀《まれ》です。テレビを見ながら食べる、スマホを触りながら食べるということさえあります。昔だと「行儀が悪いからからからよしなさい」と言われていたことが、今では普通になってしまっているのです。

そうなると、しっかりと食べ物を見て食べなくなります。これが問題なのです。

たとえばあなたは、昨日の夜何を食べましたか？　どういう配置で置いてあって、どういう料理、どういう色合いだったでしょうか？

なかなか思い出せないかもしれません。これは記憶力が低下したというよりは、食事に集中しなくなったということです。

現代は米粒ひとつに感謝するということもなく、食べ物があるのが当たり前というふうに思ってしまいがちです。

しかし、食事は一つひとつ目で確認してしっかりと味わうほうがよりおいしく感じ、リラックスできて胃腸の働きもよくなり、自律神経のバランスもよくなり、そして体の不調も減らすことができるのです。

ある実験では、青い食器や青いモノを背景にして食事をとると、あまり食欲がわかないということがわかっています。

このように、**食事と視覚情報は密接な関係があります**。

食器を小さくすると、おなかがすいていても食べる量が減ってしまいます。また、きちんと見ないで食べると、食べすぎてしまいます。

人間のおなかがいっぱいとか、おなかがすいたという感覚は、血液や胃の状態だけではなく、視覚によっても制御されているのです。

ですから、たとえばとてもいいウニをもらったというときは、大きいどんぶりに入れて食べてしまうより、小鉢に入れて食べると、満足感が高くなるわけです。

情報化社会がもたらした罪として、多くの情報があるがゆえに、たくさん日を使っ

ているわりに、こうした日常の場面で丁寧に目を使うのをおろそかにしてしまっているのです。

せめて食事のときぐらいは、しっかりと食事と向き合って食べましょう。そうすることが食事自体も楽しくしますし、ダイエットや目、体の健康にもよいのです。

また、食べ物をよく噛むことは消化吸収をうながし、内臓の負担を減らします。けれども実際によく噛もうと思ってもなかなかできないものです。普段は、ゆっくりじっくりとは食事していないからです。

けれども食事を一つひとつよく見て味わうということをすると、食材をつくってくれた人、調理してくれた人に感謝の気持ちもわいてきます。そしてゆっくりと食べるのでたくさん噛むことになります。

おいしく食事を食べられることに感謝することこそが、あなたの健康にもつながっていくのです。

6章

これだけは知っておきたい目を助ける、悪くする道具の使い方

メガネやコンタクトレンズは使い方を間違えると不調を引き起こす

間違ったメガネやコンタクトレンズをしていると、それだけで現代型不調になります。

わたしのところにも、頭痛や肩こりがひどく、仕事をしているとどうにもならない、と診察に来た方がいました。

診察してみると、視力も問題なくドライアイもありません。けれどもよく調べると、メガネがかなり強い度になっていました。

メガネ屋さんで作ったということですが、じつはメガネ屋さんはいい面もありますが、悪い面もあります。それはお客さんの短期的な満足だけを追って、メガネは長い間使うモノということを忘れてしまう点です。

しっかり見えるようにしようとメガネを強い度数にしてしまうと、確かによく見えますが、その分、目が疲れやすくなってしまいます。せっかくメガネができて「よく見える」と満足しても、しばらくすると目の疲れが蓄積して、結局見えなくなってしまうのです。

なお、この方はメガネの度数を少し弱めることで、不調が改善しました。

また、左右の度数に差がある場合や乱視が強い場合は、メガネでは補正しきれなくて不調を抱えるということがあります。

左右差が大きいときは、両目をなんとかちょうどいい度数に合わせたり、コンタクトで補正するという方法、または片方はむしろ見にくい状態にして片目で見るという方法もあります。

■老眼鏡は早めに作るべし

老眼鏡は早めに作ったほうがいいのでしょうか？

それとも、ぎりぎりまで待ったほうがいいのでしょうか？

不調という面から考えると、早めに使うほうがいいでしょう。

そのほうが目が疲れにくいことがひとつの理由です。

もうひとつの理由は、早くから老眼鏡に慣れたほうがよいからです。早期ですと老眼鏡の度数は1ぐらいなので、かけるのがラクですが、末期になると3ぐらいになり、いきなりここからかけるのはつらくなります。末期になってしまうと、遠近両用メガネもかけにくくなります。

老眼鏡は最初は慣れず、むしろ疲れて不調を感じることもありますが、近くがよく見えるようになるので、慣れてくるとかなりラクになってきます。

今では年をとっていても若い人でも、軽い老眼鏡を使ってデスクワークなどをするという方も増えてきています。老眼鏡＝高齢者とは考えずに、手元の作業が多い人は早めに使いましょう。

老眼鏡を使うと、老眼の進みが早くなってしまうと勘違いしている方がいます。しかし、**老眼鏡を使おうが使うまいが、進むスピードは変わりません**。

老眼鏡を使うタイミングが、年齢的にちょうど目が悪くなっていく時期というだけです。

軽い老眼鏡をかけてしばらくすると老眼が進んで中程度の老眼になり、強度の老眼へと進んでいきます。そのため「軽い老眼鏡をかけたから進んだ」と勘違いしてしまうのです。

■疲れにくいコンタクトレンズはこれ！

コンタクトレンズはどのようなモノがいいのでしょうか？

乱視、近視や遠視が強いという場合は、強い度数が作れるハードしかありません。ですが、**不調という観点で考えると、ソフトレンズがオススメ**です。

ただしソフトでも、性能の悪いレンズを使うと目に乾きが出て傷ができてしまいます。

そのため、オススメのソフトは、シリコンハイドロゲル素材のモノです。この素材は従来のコンタクトより水分の保持がしやすく、酸素などの透過もいいため、目に優しいのです。

とはいっても、目に何もはめないのが一番。ハードでもソフトでも、目に異物をのせるということ自体は同じです。目に異物をのせることは不調の原因となります。**コンタクトを使ったときは、せめて家に帰ったら早めに外す**ということを心がけてください。寝るぎりぎりまで外さない人がいますが、それはよくありません。

長時間使うとやはり、頭痛、肩こりの原因になります。しかも、この場合はコンタクトが原因だとは気づきにくいのです。

パソコン、スマホはうまく使え！

パソコンやスマホは、わかりやすい現代型不調の原因です。これらの使い方を間違えると、何をやっても不調になってしまいます。

ですから、正しい使い方を覚えてください。

そもそもパソコンやスマホは何が悪いのでしょうか？

それは「**距離・発光《はっこう》・点滅《てんめつ》・ブルーライト**」にあります。

「距離」は、近くで使ってしまうということが問題です。

じつはテレビは、現代型不調の要因ではそれほどありませんでした。テレビもパソコンも、同じように発光し点滅しているモノなのですが、テレビは目から距離が遠いからです。

これまでもお話ししたように、目というのは1メートルぐらい先を見るのが一番自然な状態です。多くの人はテレビをそのくらいの距離で見ているでしょう。

けれども、パソコンは距離が30~50センチと大変近いので、目への負担が大きくなります。

そしてスマホにいたっては目から20センチなど、近づけて見ることが多いもの。紙に印刷された本だと目から30センチで読んでいた人でも、スマホだとさらに10センチ近づけてしまうということも研究でわかっています。満員電車でスマホを見るときは、さらに近くで見ているのではないでしょうか。

もし周りの環境が許すのであれば、**スマホでもパソコンでも、少しでも目から離しましょう。**

近くで見るということはそれだけ目の筋肉（毛様体筋《もうようたいきん》）を酷使することになります。そのため、少しでも離して見るということが重要なのです。

そしてパソコンやスマホに特徴的なのが**「発光」**するという点です。

人間は本来、太陽以外の発光するモノを見ることはありませんでした。発光するモノを見ること自体が、目に負担をかけることなのです。

太陽を直接見てしまったら目に悪いということは、なんとなくわかると思います。パソコンやスマホは太陽よりは弱い光ですが、同じことです。

光そのものが目に負担という以外に、日没以降も発光をしているモノを見ると1日のリズムが乱れること、そして手元を見るときは本来光を見ないはずなのに、光（スマホ等）を見ることで自律神経のバランスが崩れるなど、いくつもの問題点があります。

ではどうすればいいかというと、**光の量を減らす**ことです。光の量が多ければ多いほど、ダメージは増えます。

パソコンもスマホも、輝度《きど》といって明るさの設定があります。買ったばかりのときは明るさが強く設定されているので、その設定を落として、少し暗くしてください。だいたい3割くらい落としても、ほとんどの人が不自由なくパソコンもスマホも使えます。見えにくくない一定の明るさを保って、かつ明るすぎない輝度に設定しましょう。

またパソコンやスマホは、**「点滅」**しているという特徴もあります。

意識していないだけで、テレビもそうです。

目は画面の「点滅」を感じ、一生懸命見なければいけないと無意識に考えてしまいます。そのため、まばたきが減り、目を酷使してしまうのです。

人間のまばたきというのは、ボーッとしているときで1分間に20回程度といわれています。本を読むときは一生懸命見るので12回程度に落ちます。けれどもパソコンやスマホになると、一生懸命見ようとして7〜8回と、非常にまばたきの回数が少なくなるのです。

まばたきには目を休ませるという作用があるので、スマホによって目の休憩時間が半分以下になるようなものです。

ですから、**まばたきを積極的にすることが大切になってくる**のです。

パソコンなどを使っているときは、パームアイ（109ページ）をすればまばたきの代わりに目を休めることもできます。パームアイができないときは、ぎゅっとケア（139ページ）もよいでしょう。

ブルーライトは日光にも含まれる

「ブルーライト」は波長380～500ナノメートルの青色光で、強いエネルギーをもち、目の網膜《もうまく》まで到達します。日光にも含まれ、これを昼に自然と浴びることで人間は1日のリズムをつくっています。

しかし、ブルーライトは目を疲れさせます。

ですから、とくに夜間にスマホやパソコンを使う場合は、ブルーライトをカットしましょう。100％カットは難しいですが、減らすだけでも目へのダメージを軽減することができます。

方法としては、ブルーライトカットメガネを使ったり、画面にフィルターをかぶせて、そもそもブルーライトが出るのを減らすというやり方があります。

最近のスマホは、設定でブルーライトを減らすこともできるようです。

もちろんスマホやパソコンに接する時間を減らすことが理想的です。


ブルーライトとはその名のとおり、青色の光です。ですが、ブルーライトが含まれるはずの太陽の光も蛍光灯も、白っぽい光だと感じませんか？

じつは光というのは、多くの色を混ぜると白くなります。

ですから、白っぽい光の中にもブルーライトが混ざっています。あちこちにブルーライトは存在しているのです。

パソコンやスマホと並んでとくに問題となっているのは、LED《エルイーディー》照明です。

LEDとは発光《はっこう》ダイオードのことです。現在はブルーライトが多量に含まれる青色《あおいろ》発光ダイオードに黄色いフィルターを使って、今の色を出しているモノがLED照明には多いのです。

ですから、夕方以降はＬＥＤ照明の使用を控え、使用する場合は目からの距離をとるということが、目を守るためには必要です。

ＬＥＤ照明は確かに省エネという点ではいい道具ですが、それが必ずしもあなたの目にとってもよいとは限らないので注意しましょう。

抗菌目薬はやめるべし

目を休めるために目薬はどうでしょうか？

いい方法ですが、いくつか注意点があります。

まずは目薬の選び方です。あまりいろいろな成分が入っているモノではなく、比較的シンプルな目薬のほうがより安全です。

具体的には、「涙に近い成分」となっているモノがよく、「充血をとる」「抗菌」と書かれているモノはやめたほうが無難です。いろいろ入ってしまっていると不要な成分まで入っていて、むしろ炎症を起こしたり、目に合わないことがあるからです。

そして、目薬を開けたらだいたい1カ月以内に使いきりましょう。

添付文書に詳しく「○日以内に使う」と書いてあります。これは大体の人が読んでいないようなので、気をつけてください。

以前、ある人が「わたしは目のためにこれを使っています」とかばんに入っている目薬を見せてくれましたが、「いつ頃開けた目薬ですか？」と聞くと、半年前だったことがありました。

このように使用期限をすぎて使ってしまうと、目に傷がつき、最悪感染症を引き起こす原因となります。そのためにも「1カ月で破棄する」のです。いつごろ開封したのか、目薬の側面などに油性ペンでメモしておくとよいでしょう。

また、**「目薬はなるべく安いモノでよい」ということを、わたしは声を大にしていいたいです。目薬の値段と、効くということはまったく別物です。安くてもこまめに使える目薬をもつほうが効果的**です。

目薬のさし方も大切です。

目薬のさし方

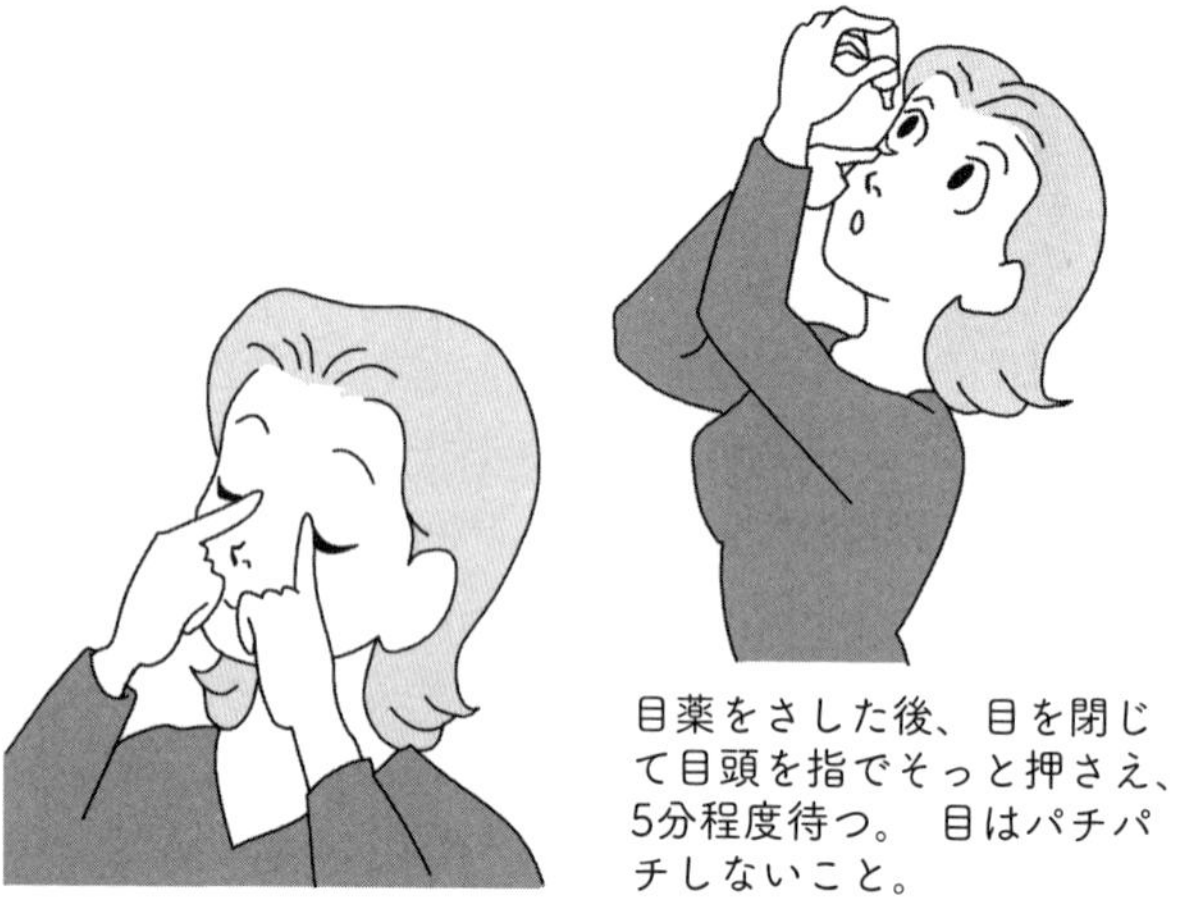

目薬をさした後、目を閉じて目頭を指でそっと押さえ、5分程度待つ。目はパチパチしないこと。

目薬はさしてすぐ終わりではありません。これが目薬の難しいところです。

飲み薬であれば「食前」といわれたお薬を食前に飲めば、それで効いてくれます。

ですが、目薬の場合は、さした後目を閉じて、しばらく指でそっと目頭を押さえるということが必要になります。そしてじっと5分程度待つのです。目をパチパチするのもいけません。

目薬をした後、パチパチしたほうが隅々までいきわたって効くと思いがちですが、パチパチしてしまうと涙が分泌されるので、目薬が薄くなってしまうのです。


では市販の目薬にはどのような効果があるのでしょうか？

眼精疲労の回復？　感染予防？　効能はいろいろ書いてありますが、基本的には「疲れをとって潤す」という効果だと思ってください。

疲れをとるシアノコバラミンなどの成分が含まれている目薬は多いものですが、その場合は疲れをとりやすくなります。

けれども、もっとも大切なのは目が乾かないようにするという目的です。目が乾くと頭痛、肩こりなど現代型不調をきたしやすくなりますが、目薬でそれが癒されます。


「わたしは目薬をさしてもよくならないから、ドライアイではないのかな？」

そう思ってはいないでしょうか？

じつは**ドライアイというのは、目薬を数週間さしたぐらいですっかりよくなる人は非常に少ない**です。

目薬の種類にもよりますが、1～3カ月くらい長くしっかりさして、やっと多少よくなってくる、と考えてください。

またドライアイの場合は、市販の目薬だけではよくならないことも多いです。市販の目薬を使ったり、「魔法の眼トレ」を行っても調子が悪い場合は、一度眼科で相談してみましょう。

7章

現代の生活をよくするため不可欠な目チェック

現代型不調を起こす目の状態は、今までご紹介した方法で徐々に改善してくると思います。

そのときどのぐらいよくなっているのか、定期的にチェックすると励みにもなりますし、改善具合がわかりやすいです。また、突然変な病気になったかどうかもわかりますよ。

ドライアイを自分でチェック

3カ月に1回、目をしっかり開けて、まばたきせずにどのぐらい我慢できるか調べてみましょう。これでドライアイをチェックすることができます。

まずはストップウォッチをもって、目をしっかりと開けてください。

さて何秒我慢できたでしょうか？

・**10秒我慢できなかった場合……目の乾きが強いと考えられます。**

・10～30秒我慢できた場合……やや乾きが出てきている疑いがあります。
・30秒以上我慢できた……よい状態と考えていいでしょう。

目の乾きがある場合は、「魔法の眼《がん》トレ」などをしっかり行ってください。それでも症状が治まらない場合は眼科へ。

その後、ときどき測定して目を開けていられる秒数を確認すると、ドライアイがどのぐらい治ってきているかがはっきりします。

カンタン自己チェック「アムスラー検査」

黄斑変性症《おうはんへんせいしょう》や緑内障《りょくないしょう》など、気づきにくい目の病気が出ていないかの簡易検査を、「アムスラー検査」といいます。

この検査は片目を閉じて、片目ずつチェックします。

まず、次のページにあるマス目を目から30センチほど離して見ます。

これがゆがんだり黒くなったりしたら、黄斑変性症など目の病気の可能性があるの

アムスラー検査

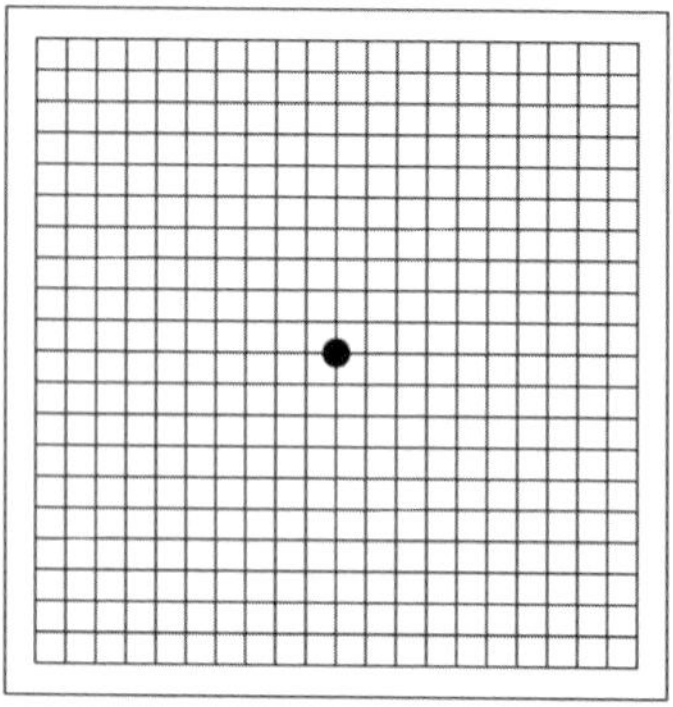

目から30センチほど離して、片目ずつ上の図を見てください。

で病院に行きましょう。

病院で一度診察してもらったら、たまに悪くなっていないかをチェックする程度で大丈夫です。

この検査は、結果が日によって違うという方もいます。その場合でもそのことをメモしておくと「○○したときに調子が悪い」というのがわかります。

また、見え方の左右差もこれでチェックしてみましょう。

左右での見え方にあまりにも差がある場合は、不同視《ふどうし》といって左右の度数差が強いことがあります。そうなるとメガネ

下記のような見え方だった場合は病院へ

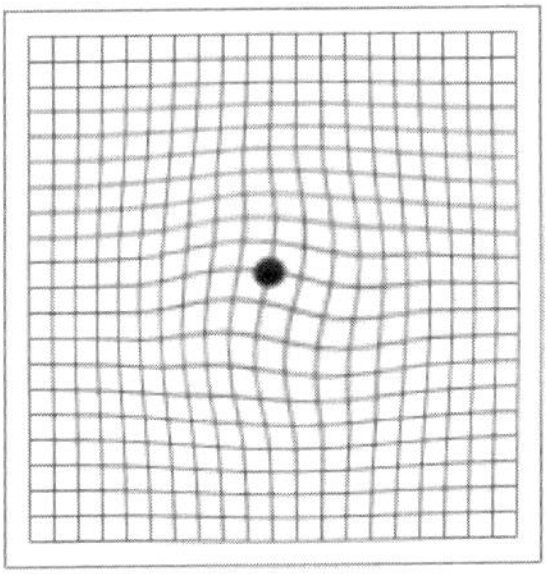
中心がゆがんで見える

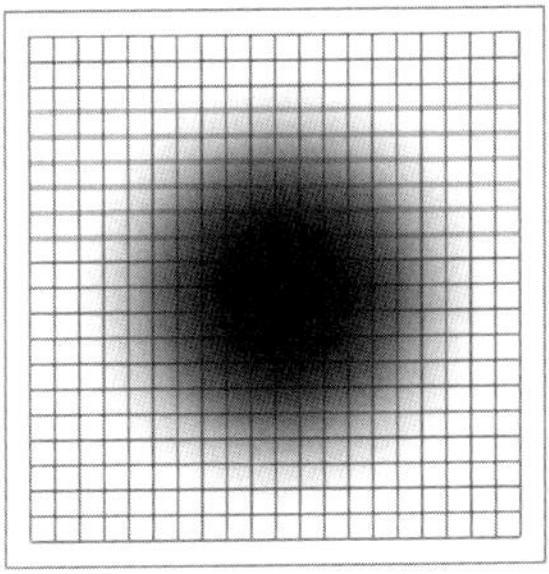
線がぼやけて
中心が黒く見える

作りが大変だったり、コンタクトをしっかり合わせたりしなくてはいけなくなります。

40歳を超えたら、眼底検査をしないとキケン

また、40歳を超えたら眼底《がんてい》検査を受けてみましょう。眼底検査は眼底カメラで目の奥の血管や網膜《もうまく》、視神経《ししんけい》などの状態を調べるもので、じつは結構大切なものです。

以前は健康診断の際に、眼底検査で多くの目の病気が発見されていました。け

れども国を挙げてのメタボ検診がはじまってからは、予算の関係でしょうか、この検査が省かれてしまったのです。

「本人が別途費用を払えば受けることができるからいいだろう」と国はいいますが、そのことを知らずに検査を受けない人もいるのです。

実際、わたしの父がそうでした。

父が普段受けているのは一般的な健診だけです。

ただ、父は普段から健康については気をつけていて、食べ物にも飲み物にもこだわりがありました。それなりに運動もしていたほうだと思います。

しかし、健診に関してはまったくの無頓着でした。行けばちゃんと検査してくれていると信頼しきっていたのです。

けれども、実情はそうではありませんでした。

父はそういうことはわかっているものとてっきり思っていたので、わたしもそれまではいわなかったのです。しかし、ある正月実家に帰って、父と話しているとこんな話になりました。

「最近は健診の眼底カメラをちゃんと受ける人が減ったんだよ。父さんはそっちの検査は大丈夫だよね」

「なんだ、それ？」

父の検診結果を見てみると、視力の記載はあるけれども眼底検査の記載はありません。そこで後日眼底検査を受けてもらいました。

すると、緑内障が見つかったのです。この病気はもし気づかずにほっておくと、失明する危険が極めて高い、日本人の失明原因第1位の病気です。

あのとき実家で話していなければ……とゾッとする出来事でした。

眼底カメラ（検査）は写真を1枚撮るだけです。数百円もしくは1000円程度の検査で緑内障などの危険がわかり、何のリスクもありません。

40歳を超えたら、ぜひ1度はお受けすることをオススメします。

1度受けたら、後は2〜3年に1度で大丈夫です。

今日よかったことを3つ書く

日記を書くように、今日の不調はどうだったのかを簡単にメモしておくとよいでしょう。

たとえば、頭痛があなたの不調なら、「昨日は10くらいの痛みだったけど、今日は9だった」というようにメモしておくのです。

現代型不調は今まで挙げた以外にも、日常生活であなたが特殊にしていることからきていることもあります。

たとえば溶接の仕事をしていたり、パッチワークをしていると調子が悪いなどもあるでしょう。

自分の不調の特徴を知ることができれば、少し休憩を入れたりして、対処することができます。そして「魔法の眼トレ」をすれば、少しずつよくなっていくでしょう。

それをしっかりと確認してほしいのです。

とはいっても、毎日不調でつらくて悲しい、生きているのもつらいという方もいます。

そういう方にわたしがオススメしているのは、何でもいいから今日あったよかったことを3つ挙げるというものです。

本当にささいなことでかまいません。朝飲んだコーヒーがおいしかった、紙クズをゴミ箱に投げたらきれいに入ったなど、とにかく3つ書いてみてください。

これは、実際に幸福学で有名な方法で、毎日の不調やつらさから抜け出るのに有効なのです。

より不調を治すためにプラセボ効果を利用しよう

現代型不調というのは困ったことに、現代の便利さ、快適さと表裏一体のモノです。残念ながらこの世の物事は両輪なのです。

ですから、本書のこの話をすべて鵜呑《うの》みにするのではなくて、あなたの生活の中でバランスをとって便利なモノも使ってほしいのです。

人生のハンドルは、あくまであなたが握っています。

何より、「よくなるんだ」という気持ちが大切です。

プラセボ（偽薬）効果といいますが、よくなると信じて治療をしている人はそうでない人に比べて、効果が3割高いということがわかっています。

「どうせよくならないのだろう」と思っていれば、効果は実際に出ません。

わたしも累計３００人以上の人に、この「魔法の眼トレ」を教えてきましたが、実際にこれを感じます。

あまりよくならない人は、やはり治療を信じて行っていないのです。ちょっとやってみてすぐに効果が出ないと「やっぱり効かない」といいます。本当は少しずつよくなっていても、よくなっているところには目を向けません。

頭痛や肩こりがあるけれど、肩こりが少しよくなっていて頭痛が残っている。こういうときによくなる人は「肩こりがよくなってよかったな。さらによくなるようにがんばろう」と思います。よくならない人は「ちっとも頭痛がよくならない。これではだめだ。肩こりだって消えてはいない」といいます。
どう考えるかということが、結果に大きく影響するのです。

人生の最期のときに「見える」喜びを失わないために

あなたは今お若いかもしれませんが、わたしは90歳、100歳を超えた方をたくさん診ています。そうするとみなさんは口々にいいます。

「目がよく見えるということは本当に大切だ」と。

確かに長生きも大切です。耳が聞こえることも大切です。

けれども目というのは、人生にもっとも大きく影響してきます。

人生を振り返るのはいつでしょうか？　それは間違いなく最期のときです。今まで大金持ちで、幸せで家族にも囲まれていたと過去を振り返るよりも、最期の瞬間によかったと思えるかのほうが重要なのです。

なぜこんなことをいうかというと、わたしは末期がんの患者さんの目の治療もしてきたからです。

末期がんとなると余命がわずかです。3カ月ほどしかないかも、といわれている人もたくさんいます。

けれどもご本人たちは、目の治療を希望するのです。家族は「残り短いのだから目の治療なんてしなくても」というのですが……。

余命3カ月で目をよくしたいだなんて、意外に感じるかもしれません。

しかし、実際、多くの人が目をよくして不調を改善したいと希望するのです。目がよくなれば、最期に家族の顔をしっかりと見られるようになります。お孫さん、お子さん、奥さん、旦那さん、親戚、友人の顔をしっかりと見ることができます。

家族がいなくても、テレビを見て楽しむことができます。病院の職員、多くの人の顔も見ることができます。

見えたとしてもなんとなくぼやけている、やっぱりつらい——そう思いながらくすんだ世界にいるよりは、明るい世界で最期を過ごしたいと思うようです。

ですからお亡くなりになった後も、ご家族が「先生に治療してもらってよかったです」とわざわざ来てくださることが多いです。

残念ながら、目は非常に使い勝手がいい臓器であるために、負担をかける事態が現代ではまかり通っています。

最期の喜びを、文明は奪ってしまうかもしれません。

ぜひあなたは現代の文明に流されることなく、最期のときまで楽しく、自分の力で目をよくしていっていただければと思います。

おわりに　自分の手で視野の開けた明るい未来をつくりましょう

こうやって、あなたに目の真実を伝えることができてよかったです。

わたし自身も本当に苦労しましたし、多くの方が現代型不調でせっかく楽しくあるべき人生を損なってると感じていたからです。

でも真実を知っておけば、現代型不調は防ぐことができます。**あなたやあなたの家族を守れるのは、政府でもなければ医者でもありません。あなた自身でしかない**のです。

今回は自分でできる方法をたくさんお話ししました。なぜなら、現代医療には足りない点がたくさんあるからです。

けれども一方で、現代医療にはいい点もたくさんあります。実際今回のお話も現代医療の最新研究からわかってきたことなのです。

あなたのつらさをわかってくれない医者もいるかもしれません。

そうであっても、「現代医療」も「自分で治せる方法」もどちらもバランスよく使ってほしいのです。

悪い病気が隠れていると困るので、一度はきちんと病院などでチェックしてもらうことは必要です。わたしの父のように健康に気を遣ってはいても重要な箇所を医療機関でチェックしていなかった、となると、せっかく治せる病気も見すごしてしまうことがあるからです。

今回ご紹介したような実際に不調を抱える人は、脳外科や神経内科、内科、眼科、耳鼻科など多くの医者に診てもらいながら、同時に自分でもケアして、現代型不調を改善した人がほとんどです（なお、ご紹介している事例は、個人情報が特定されないように配慮してあります）。

不調が治ると人生は変わります。

実際わたしも楽しい日々が増えました。同じように多くの方が晴れやかになり、楽しく毎日を過ごしています。

あなたは不調が治ったらどうしたいでしょうか？

旅行に行きたいでしょうか？

映画を観に行きたいでしょうか？

もっと人と話したいでしょうか？

せっかくですから、不調が治ったらやりたいことも考えて、改善したらぜひやってください。

視界がパーッと開けた、明るい未来があなたを待っています。

平松　類

■参考文献

・Ishida S et al. Photosensitive sezures provoked with viewing pocket monsters a made for television animation program in japan. Epilepsia 39（12）:1340-1344,1998

・梶本修身『すべての疲労は脳が原因』集英社新書、2016

・William H. Ridder et al. Reading Speed and Contrast Sensitivity in a Prospective, Non-Interventional Study of Normal and Dry Eye Subjects. ARVO Annual Meeting Abstract. Vol.53, 534: 2012

・Uchino M et al. Dry eye disease and work productivity loss in visual display users: the Osaka study.Am J Ophthalmol. 157（2）:294-300,2014

・Jannus SD. Ocular side effects of selected systemic drugs. Optom Clin 2（4）:73-96,1992

・Mine M et al. Association of Visual Acuity and Cognitive Impairment in Older Individuals: Fujiwara-kyo Eye Study. Biores Open Access. 5（1）:228-234. 2016

・Tseng VL et al.Risk of fractures following cataract surgery in medicare beneficiaries. JAMA 308（5）:493-501.2012

・Moon JH et al.Smartphone use is a risk factor for pediatric dry eye disease according to region and age: a case control study. BMC Ophthalmol.16（1）:188,2016

・Sano K et al Aerobic exercise increases tear secretion in type 2 diabetic mice.IOVS 55: 4287-4294,2014

・Polat U et al.Training the brain to overcome the effect of aging on the human eye.Sci Rep 2:278,2012

・長木康典「アスタキサンチン含有ソフトカプセル食品の調節機能および疲れ眼に及ぼす影響」臨床医薬、22、41-54、2006

・Dogru M. Lactoferrin in Sjogrens syndrome.Ophthalmology 114:2366-2367,2007

・Kawashima M et al. Associations between subjective happiness and dry eye disease A new perspective from the Osaka study .Plos One 10（4）e0123299,2015

・Seligman ME et al. Positive psychology progress:empirical validation of interventions Am Psychol 60（5）:410-421,2005

・結城未来『照明を変えれば目がよくなる』PHP新書、2014

疲労が消えて、生産性もアップ！
魔法の眼トレで全身が若返る！

二〇一七年四月一七日　第一版　第一刷

著　者……………平松　類
発行者……………後藤高志
発行所……………株式会社　廣済堂出版
〒一〇四―〇〇六一　東京都中央区銀座三―七―六
電　話　〇三―六七〇三―〇九六四（編集）
〇三―六七〇三―〇九六二（販売）
ＦＡＸ　〇三―六七〇三―〇九六三（販売）
振　替　〇〇一八〇―〇―一六四一三七
URL　http://www.kosaido-pub.co.jp
装　丁……………盛川和洋
印刷所
製本所……………株式会社　廣済堂

ISBN978-4-331-52087-1　C0295

健康人新書

薬剤師は抗がん剤を使わない

宇多川久美子

日本人の2人に1人はがんになるという時代に、抗がん剤は果たして有効なのか？　薬剤師である著者は「私はもしがんになったとしたら、基本的には抗がん剤を使わない」という。その理由や著者の興味のある療法について述べる。

ISBN978-4-331-52074-1　定価：本体850円＋税

がんに効く心の処方箋　一問一答

悩みがすっきり軽くなる

樋野興夫

病気に直面し、動揺したり悲観したりする気持ちをどう立て直したらよいのか、「がん哲学外来」を主宰する著者が、多くの患者さんに接してきた経験を踏まえて具体的かつ適切にアドバイス。

ISBN978-4-331-52075-8　定価：本体850円＋税

健康人新書

今こそ知りたい！
がん治療薬オプジーボ
佐々木治一郎

〝夢のがん治療薬〟として話題沸騰のオプジーボ。オプジーボががんを退治する仕組みから、どうしたら正しい治療が受けられるかまで、北里大学病院でがん治療の最前線に立つ医師がわかりやすく解説。

ISBN978-4-331-52077-2 定価：本体850円＋税

全国に広がる「コウノメソッド」最前線
認知症治療の9割は間違い
河野和彦

大評判の『医者は認知症を「治せる」』に続く第二弾。さらに広がりつつある「コウノメソッド」の最前線を、新たなサプリや薬とともに紹介。また、認知症のみならず、他の難病などの治療の症例も紹介する。

ISBN978-4-331-52082-6 定価：本体850円＋税